リハビリテーション・レポート
「認知運動療法」日記
ボクは日々、変容する身体

藤田貴史 著

協同医書出版社

この本を手にとられているアナタは
今、健康ですか?
「リハビリテーション」という世界に興味はありますか?

　「ダイエット」ならいざ知らず、「リハビリ」なんて全然‼　でもそんなアナタこそが楽しめる世界かもしれない、それが「認知リハ」の世界です。
　病気になってからだと、懸命になりすぎて楽しむことに苦労することもあるかもしれませんが、健康な今なら、興味半分で覗いてみることもできそうです。
　では、どうぞ…。

　僕が「認知運動療法」に出会ったのは、病気に襲われてから何年も続けてきたリハビリテーションという治療行為に限界というか、あきらめのような幻滅を感じ始めていた頃でした。
　協同医書の中村三夫さんが、ある時ふいに話してくださった言葉がずっと胸の中にぶら下がっていたことがそもそものなれそめなのです。
　中村さんが「僕が今唯一希望を感じるリハなんだよ」と仰った、その「希望」を傷ついた自分で単純に体験してみたかったからです。
　うろ覚えで「認知運動療法」と検索をかけてみましたら、どうも世の中は「認知」ブームらしく、「認知」と名がつけばどんな業界でもとりあえず繁盛しそうな雰囲気だったもので、一瞬、希望の火の勢いもくすぶりそうになりましたが、よくよく調べてみると「認知神経リハビリテーション学会」という学会公認のセラピストさんが各地にいらっしゃるらしく…
　じゃあ、ということで　認定セラピストさんのいらっしゃる自宅近郊の病院を探してみたのでした。
　そしてたどり着いた，多摩川傍の風薫るクリニックで、毎回胸を躍らせながら記録していたのがこの本の元になった日記メモです。
　まず何よりもクリニックの入り口からうかがえる、中（リハ室）の空気が明るかったのです。それが第一印象でした。
　よく見受けがちな「部室」のような根性臭も、「進学塾」のような悲壮感もないのです。普通の町の寄り合い、コミュニティのようでした。リハをしている患者さん達の表情が皆さん自然だったのです。
　初めて覗く世界でしたので、多少なりとも緊張しつつ開けたドアでしたが、そんな緊張もすぐにほどけて、セラピストさん（先生）と初対面です！
　僕は、中途半端に医療の勉強や仕事をしたもので、患者になってからもつい、そんな知識にすがること多々でした。反対側（syo-ガイシャ）に来てしまった自分を受け入れられなかったからです。そんなこまっしゃくれとの葛藤はこの後、日記を読んで頂ければ伝わるかと思います。
　でもそんな理論（理屈）武装が不要なことはすぐに心で理解できました。リハ室の患者さんの表情が皆さん明るかった理由も読み進めて頂ければご理解頂けるものかと思います。

認知運動療法日記

　優しくされるのと、邪険にされること。忘れられるのと、覚えておいてもらえること。
　愛されるのと、嫌われること。
　皆さんはそれぞれどちらがスキですか。
　そんな友情や恋愛のお話みたいな二者択一は…

　「リハビリテーション」なんていう清らかな治療畑においてでも同じように存在するのでした。

　ある日突然のsyo-ガイシャデビューから、尻を叩かれるようにして追い立てられた「リハビリ」という名の義務教育は、寒々しい数字と根性論を敷石にした小理屈の世界に過ぎませんでした。
　特に、より厳しく、なお一層苦しむことを美徳と拝む我がニッポンではそんな手法の方が正統派だったようです。
　無くしたものを見せつけたり、あえて遠回りして、触れたくなかったところにわざわざ言葉を突き刺したり。そんなうんざりするような無神経さも、「治療」という看板の前では、美徳に変容してしまうのです。まったくよろめかない野蛮な美徳です。

　窒息しそうな治療業界の城壁を破ってくれたルネサンスの風は、芸術と同じようにイタリアから吹いてくれました。
　その世界では、目をそらすのではなく、見つめること。あきらめるのではなく、丹念に探すこと。嫌いになるのではなく、愛情を持つこと。忘れてしまうのではなく、思い出すこと。全てが前に向かって並んでいました。「ポジティブ」なんてあざとい言葉では表現できない、人間に基づいた医療です。

　なんてことも何も知らなかった頃に、せめてその日やったセラピーぐらいは、忘れないようにメモしておこうなんて、軽い気持ちから、書き始めたのがこの日記でした。当時は日々の新鮮な感動にうかれるばかりで、つい、先生へのウケ狙いなことばかり書いていたのですが、そんなくだらなさも含めたリアルな自分が、今読み返せばリハビリテーションの履歴そのものでした。
　どうぞあまり深く考えずに、気の向くままにめくってみてください。
　「リハビリテーション」は何も病院などの特別な施設で、病人や障害者なんていう、特殊な人達のためだけに存在するものではありません。
　肉体の「機能回復」だけがリハビリの全てではないのです。

「リハビリテーション」はその存在の根っこに気付いた人と共に、親子でも友達でも恋人でも、そこに人間同士のつながりがある限りいつもあなたを助けてくれることでしょう。
　いつでも、どこにでも「リハビリ」はあなたのそばにあるのです。

　ふと立ち止まって。
　そもそもが、「機能」とは何のことなのでしょう。何を指して、声高に「機能」なんていうシュプレヒコールを唱えているのでしょうか。
　多分「対比」＝比べることにその碇がありそうです。「過去と現在」や「多数と少数」のような類です。しかも自分もしくは、同じ種同士の狭い範囲内だけの比較です。
　猫の「機能」と魚の「機能」は全く違いますし、一方では不可欠な機能でも、他方では無意味で不要なものになることもあります。
　それは同じ人間同士、個々人の間にもありそうです。患者にとってこれだけは失いたくなかった機能だったのだとしても、治療者が不要だと判断すれば生きながらに葬られてしまうこともありそうですし、また、こんな機能なんか無くてもよかったのに！と思うような機能だったとしても、傷ついた脳にべったりと貼りついたままいつまでも剥がれない機能だってありそうです。

　そんな様々を振り返って、「認知運動療法」を受けた感想を一言で言えば「楽しかった！」ということです。
　それはくだらないゲームやアトラクションのようなお仕着せの作られた楽しさでは決してありません。「自分は人間であることを失っていなかった」という喜び、そしてそれを共に確認・共感してくれるセラピストの存在。それらが患者の心にごく自然な「楽しさ」を芽生えさせてくれたのです。
　ですので、これを読んで、安易に「楽しませてもらおう」と期待してはいけません。リハビリはそんなサービス業ではないのです。
　生きようともがく　そのみっともなさの延長線上に自らの楽しさは生まれるのです。
　溺れそうにもがいている人間の足に錘をつけるような出逢いではなく、まずは落ち着いて呼吸ができる環境を選びましょう。

　この本が
　そんなあなたの一助になれましたら幸いです。

2016年3月
藤田貴史

[第1回] (2013年4月2日、火曜日)

作業療法：OT

本編中のイラストすべては、「日記」の原版をそのまま使用しています。

① 以前から指摘されていた「姿勢の悪さ」をなぜか矯正しない？でも「スポンジを使った背中へのアプローチ」開始！

「背中＋スポンジ」って布団で寝る感じに似てる？かも。

椅子の背もたれに寄りかかるように、スポンジを左右の肩甲骨付近に交互に当てて、感覚の違いを弁別する。左右同じ硬さのスポンジ、同じハズの感覚が左右で異なる！㊧は拳で押されたように強く感じたり、㊨はスライムが貼りついているようにぼんやり感じたり…。左右の解釈が全く違う。これが姿勢が悪くなる原因なのか？

② 紙に全身の自画像を描く。できた自画像の身体感覚を口頭で説明してみる。描いた自画像の左脚が異様に長かった。「左脚は麻痺して動かしづらいです…」⇒ 苦手意識が描画に表れていた！

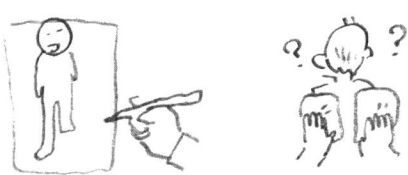

③ 終わった感想。これまでは青と緑のペンしか持っていなかったのに、手持ちがない無いピンクを塗ろうとしていた気分。⇒ 周囲からは「塗った色が汚い」と注意される。今日、先生に新しいピンクのペンをもらったようなうれしい気持ち。

理学療法：PT

座位で台に載せた足を［－3〜0〜＋3］のスケール（目盛）でスライドさせる。左右で同じ目盛を目指したり、止めた位置の目盛を答えたり。でも、数字は当たることも、ハズれることも。左右で同じ動きをすることのハードさ ⇒「何でムズかしいの？」当たった時は ⇒「何を基準にその目盛が分かったか？」⇒「膝の屈曲度」、「大腿直筋の緊張度」、「足底、足趾の感覚」etc…。全部忘れて（認知していない）いたが、たくさんのヒント（情報）を持っていた！

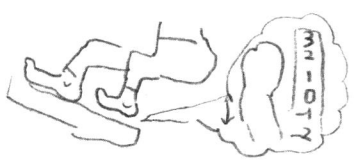

[第2回] (4月9日、火曜日)

OT① 硬・軟2種のスポンジを肩甲骨〜棘上筋付近に当てがい、先生の手掌で圧を加えてみる（左右同時！）。⇒ 主観的な感覚の差異を弁別する。

[結果] スポンジの形状をはっきり感じたり、感じなかったり、スポンジの存在そのものを忘れたり。手で触ると認識できるのに、背中だと分からない。⇒ 左右から違う刺激が入ってくる。

[と、いうことは？] その後（刺激認知の後）につながる**運動**が違ってくるということ。何を手がかりに2種を識別できるのか大腿にスポンジを載せて自習、模索してみた（よくワカラン…）。

PT 患側（左）の肢位（パッシブ）（足・膝・股関節）と同じ肢位を（閉眼で）健側（右）（アクティブ）でとってみる。⇒ 目を開くと、ゼンゼン違う左右の肢位だったり…先生が僕の（足・膝・股関節）3関節をランダムに動かし（屈・伸）**動かされた順番を僕が答える**。⑦ 患側はなかなか緊張が高くて、完全なパッシブになりづらかった。

OT② 直方体のスティックを掌に載せてもらい、載せたスティックの向きを（縦？or 横？）手掌の感覚で識別、解答する。
[近頃の気づき] ギター弾く時、①指が動きづらい、②肩が緊張 ⇒ 懸命なリラックス（上腕二頭筋や棘上筋）に努めた ⇒ リラックスしている箇所を探して、そこからリラックスの領域を広げてみるイメージで ⇒ シャワーのしずくが流れるように。

[第3回]（4月16日、火曜日）

OT 「スポンジ・セラピー？」ちょーふにゃふにゃ（軟）とカチカチ（硬）の2種を背中に当てて、左右の感じ方の差異に注意を向ける。時には、左（無視側）はスポンジの存在すら感じられない（忘れてしまう）ことも。入ってくる感覚刺激を選別、整理できずに混乱してしまう。
「3Dセラピー？」卓上の板に貼られた立体的な図形（丸・三角・四角）を先生に導かれながら、指先の感覚だけで形の弁別と、なぞり順（書き順）を答える。時には（先生が）わざと図形に触れさせず、空中で形をなぞらせることも。（⇒ でもなぜか必死に触覚を探してしまう、無いハズの）。情報が与えられる以前に、すでに頭の中で、ある図形を思い浮かべて（予想して）しまい、また、予想と実際が異なることで思考のギャップが起きてしまう。⇒ 結局、弁別の根拠は指腹の触覚のみでなく、上腕などの筋の緊張、関節の動きなどの（深部？）感覚も根拠としたイメージに依存していた。⇒ というコトで、単純に動作訓練（運動）だけでもなく、感覚の回復だけでもなく、高次脳機能障害による思考や遂行の障害回復にまで道が続くリハビリであることを知ってワクワクしてしまった！ 左右の認識のアンバランスを平衡にしていきたいと思えた。ステキなリハビリでした。

PT 硬さの違うスポンジ2種を腰や脇腹に当てて、感じ方の左右差に注意を向ける。……スポンジへの注意を応用して、椅子に座り、背もたれの身体への当たり具合と感じ方で、姿勢の調節を試みる。左右同じように、背もたれが当たっているようには感じられず、骨盤がいびつに回旋しているように感じた。⇒ 坐骨の座面への当たり具合も手がかりのひとつにして、骨盤を調整してみた。膝の真下に足が来ているかを確認してみるが、膝頭が水平にそろっていないことも多く…
⇒ 結果、足の位置に左右差があった。
⇒ 細かいパーツの情報やあざとい知識に惑わされずに、全体として身体像をイメージできるようにアンカーを置いてみた。
Don't think. Feel.（考えるな！感じるんだ by ブルース・リー）

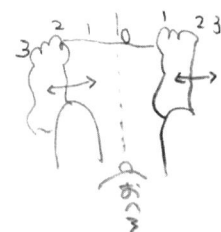

板上に載せた足を横軸に移動させて、閉眼で位置を認識する

[第4回]（4月23日、火曜日）

OT
①硬軟2種類のスポンジを左右の肩に当ててもらう。

②板に貼られた厚みのある図形をパッシブになぞり、触感だけでない、深部覚の変化に照準を合わせてみる（手は宙に浮いているので図形には触れていない）。細かな関節・筋の運動だけでなく、上肢と体幹との距離感にも意識を向けて材料のひとつとしてみる。

① ⇒ セラピストの掌と背中の間で潰されたスポンジの面積が溶けたチョコのように広がっているように感じていたが、実は押してもスポンジの面積は全然変化していなかった現実。触感、圧感よりも、次は「先生の掌と自分の背中」との距離に注意を向けてみる。質感等々、さまざまな情報が同時に、同列に入ってくることに気づいたが、それを細分化・整理できずに、情報が散らかったままになっていた。必要か不要かの判断ができない。先生の指示が頭に残らない ⇒ **記憶？注意？障害？**…漫画制作の過程にも同様の兆候を見つけた。さまざまなネタ（情報）ができているにもかかわらず、それらを一つの大きなストーリーとして構成できない。情報 ⇒ 弁別・細分化・整理 ⇒ 再統合？

PT

①机上の方眼紙に両掌を載せてパッシブに動かした「左手」の位置と同じ位置にアクティブに右手を合わせるよう、一致を試みてみる。

②座位で目盛付き板の上をパッシブに運動 ⇒ 踵の位置と膝の位置・傾きに注意を向けてみる。（意識する対象が増えた！）

③「先生のアドバイス」杖歩行について ⇒ 身体支持の必要性は低い様子なので、周囲への注意喚起に重点を置きましょう、とのアドバイスを頂く。

感想 ⇒ ①はなかなか左右で一致しない ⇒ 正中の位置を認識、固定できていない様子。⇒ アンカー・基準点が定まらない ⇒ やっぱり同様の傾向が②にもみられる。身体パーツ（ディテール）を認識することで全体図（マップ）を作ったほうがいいのか？それとも、全体をイメージしてからディテールを意識したほうがいいのか？ 思考のベクトルがぐちゃぐちゃの迷い道に♪ これもやっぱり（漫画）創作の遅筆につながっている様子（健常の時は筆が速かったから…）。③についてのアドバイス ⇒ 今危険なのは歩行動作よりも視覚障害の方なのでまずそちらのアピールを。杖の長さはあまり気にしなくてもよく、ある程度の径があって多少丈夫なものを選びましょうとのこと。⇒ 悩む必要なし！

[今日のポイント]訓練で得たコト（感覚など）をどう実生活に還元していく？

[ふと思ったこと]僕はこれまで「死んだ脳細胞は再生しないから、可塑を促して配線を変えるしかない！」と思い込んで、「学習」のカミサマにすがっていました。でも、後からかけるこってりしたマヨネーズやトッピングの生クリームみたいなことを考えるんじゃなくて、元々もっていたものを「思い出す」「再認識・再評価する」コトで十分なんではないだろうかと最近は考えます。僕という「素材」の賞味期限はまだ切れてないハズなんです。

美味しい自分を思い出すって　　　　LOVEですね〜

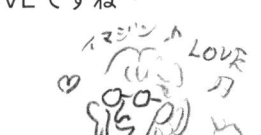

この一週間でよかったこと
自分の正中を意識できたコトで格段にギターテクがあがった ⇓

その①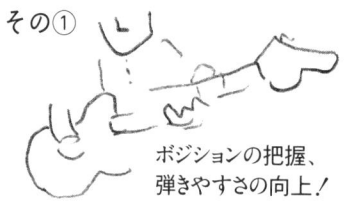

その②料理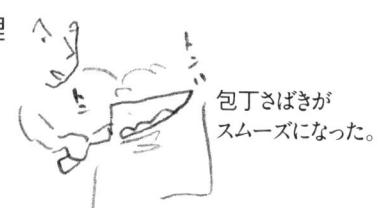

困ってること
改善案を考えていただきたいこと。以前のOTの先生が僕の高次脳機能障害とてんかん発作への（家族の）危惧から、パソコンの使用を60分までにするようにカードとタイマーで制限されてしまったのですが、正直それだとぶつ切りすぎてマンガの仕事が進まないことと、60分が近づくと家族が仕事場に入室、激しく注意してきますもので…イメージも発想も記憶も飛んでしまいますのです。何か改善策というか、そんなしつけのような方法ではなく、自分で気づいてコントロールできていることを示せるアプローチはないものでしょうか？なんとか作家として暮らしていきたいですし、自分の人生を楽しみたいですので…「脱抑制だ！」「注意障害だ！」「アタマのビョーキだ！」と、障害か疾患の目でしか見られないことは、生還者としては日々、命が（寿命が）もったいなく思うのでした。長年、治療やリハビリの場に同席してきた家族には、医療職の方々の言葉が永遠に「おもり」になっているようです。なので、周囲の不安にできればあまり介入されずに、フツーのおじさんとして生きる方法はないものでしょうか？

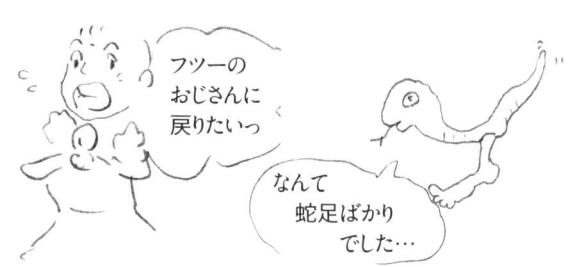

[第5回] 4月30日、火曜日

OT 今日も引き続き、硬軟2種のスポンジで肩プッシュ！先生の手と自分の背中の間にある物体（スポンジ）に感覚のものさしが当たるように頑張る！とはいえ…、繰り返すうちに弁別の困難さ、情報整理の混乱が顕著に…。先生の手だけを感じることは、比較的できる様子。人に触れられるという行為の経験記憶はたくさんありますが、「スポンジを背中で感じる」というケイケンは自分の中にも比較材料が無い？（意識できない）様子。まるで、めんつゆの味見を繰り返すうちに、しょっぱいのか？ 甘いのか？ 分からなくなることみたいです。繰り返される微弱な感覚はどんぶり勘定でひとくくりにされて解釈されてしまうのですね。

何が必要で、必要でないのか？ この感覚は何なのか？ ⇒ 散らかり放題のまま、思わずサジを投げそうに…

PT 引き続き、板上のスケールで、膝、踵、それぞれのポジションを左（麻痺側）を基準にして、右下肢を合わせることを実施する。

⇒「パーツ」ではなく「全体」としてのの身体イメージをゲットできるようにした方がうまくいった。

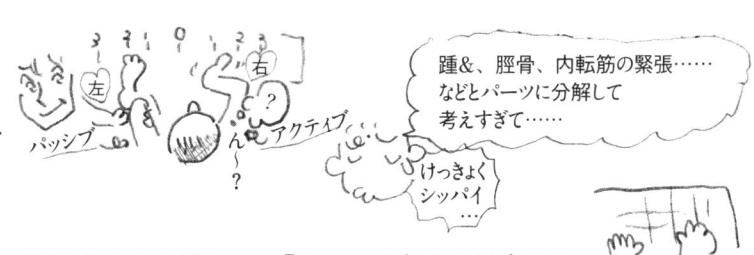

[併せて、上肢でも実施] 左右の一致はなかなか難しい。「おしい！」ことはあるのだけど…これもパーツではなく全体的な身体イメージに沿うように右上肢を動かしてみる。その後、パーツの筋緊張などを感じるように細部に注意を向けて微調整するように還元してみた。

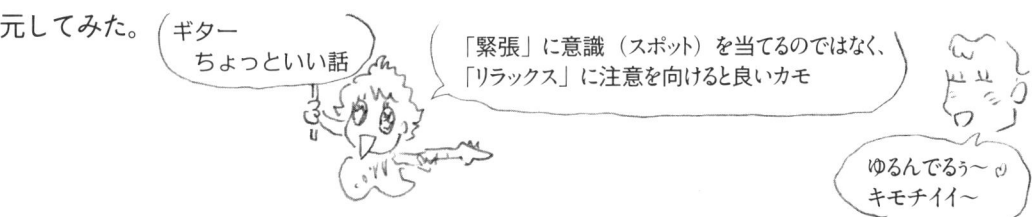

[第6回] 5月7日、火曜日

いつものスポンジ背中当て ⇒ だけど!! 今日は「やわ〜い」と「中ぐらい」「やわくて硬〜い」の微妙な3種で実施。今回の大きな変化は…！セラピストが患者にスポンジを押し当てるのではなく、患者自身が能動的（アクティブ！）に動いて ⇒ スポンジの変化を感じる。例題① ⇒ 仙骨近くに当てられたスポンジを患者の能動的な動作でつぶすにはどうしたらいいか？（僕は）⇒ 安易にスポンジにもたれかかってみた ⇒ でも ⇒ つぶれない？先生のお手本を真似て上体を下降させるように自分でも動作してみることで、うまくスポンジがつぶれることが理解できた！。情報の入力（この場合「お手本」を見る）⇒ 理解 ⇒ 運動として出力！この一環が適正であるかどうかを判断できることが重要。

[そこでちょっと思ったこと]

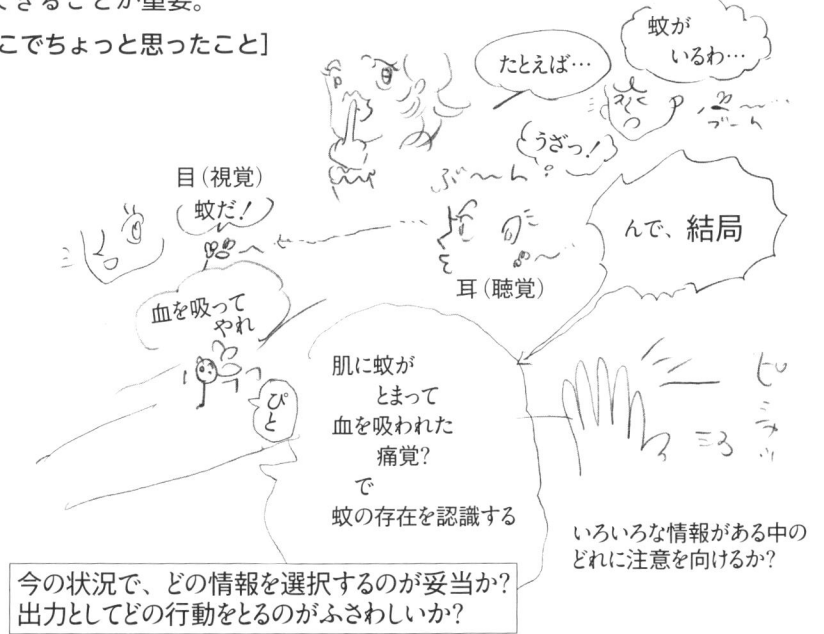

[正中を意識することでよかったこと]

階段の上り下りがラクになった ⇒ 以前はたいてい健側（右）で手すりをガイドにしながら、姿勢を保ち、動きのブレ（体軸の左右への揺れ）を調節していたが…

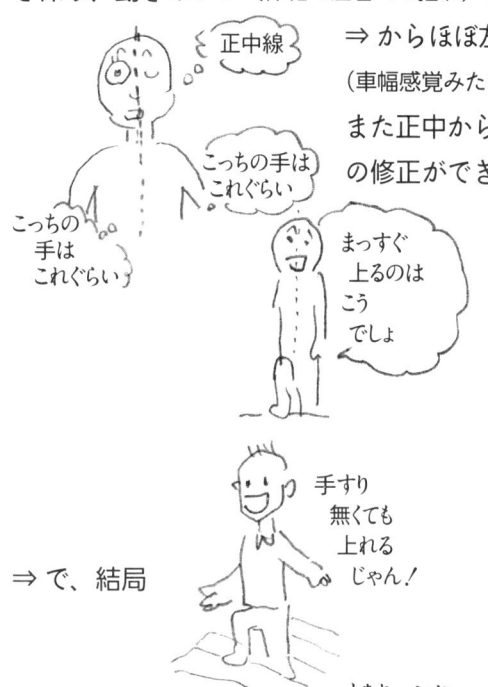

⇒ からほぼ左右均等に身体（手足、体幹）の領域が存在している感覚（車幅感覚みたいな？）を得ることができた。
また正中からズレた幅の分だけ運動の修正ができた。

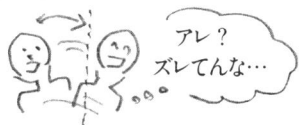

足尖にも応用！ 階段と平行に指先がくるようにポジショニングしてから上り始めてみると、さらにうまく上がれた。

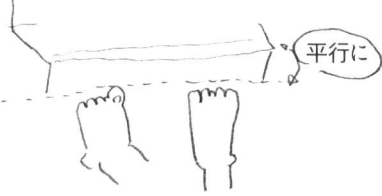

⇒ で、結局

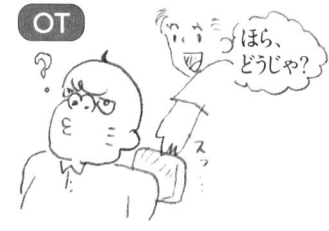

[第7回] 5月14日、火曜日

OT

仰臥位で、肩に（硬・軟）2種（×2＝計4つ）のスポンジをセラピストに挟んでもらう。左右交互だったり、同時だったり、軟軟コンビだったり、硬軟コンビだったりと、いろいろなバリエーションで感覚の違いに集中してみる…⇒ 触感などの皮膚感覚による弁別ではなく…**実は**…マットと患者の肩の距離感の違いを識別する目的だった！…すなわち、肩甲帯の運動の違いでした！ 普段ほとんど意識することがない微細な運動（肩甲骨の内外転）に気づいてしまったのでした。

（続いて）パッシブで肩関節の屈曲運動をしてみる。

⇒ **今までならば**…気づかなかった（全く認知してなかった）肩甲骨の運動に気がつく！ 肩甲骨も含めた複合的な運動の結果、肩関節は屈曲していた！ スムーズな運動のためには、関連するさまざまな部位が連携することが分かった！

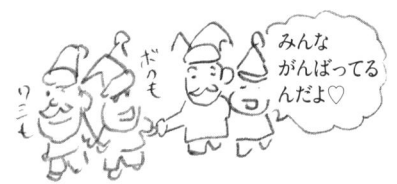
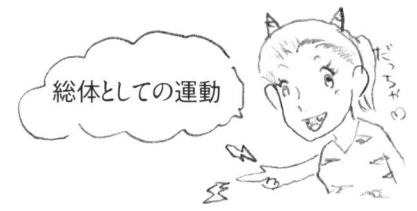

PT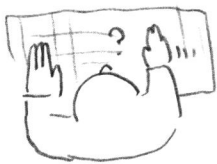
いつもの上肢方眼紙載せ（左に右を合わせる）かと思いきや、上肢にとどまらず、上下肢を連動させたイメージ作りにトライ！
でも、考える（注意する）箇所が多岐にわたった（掌・膝etc.）ことと、それを全体として捉えられずに、ひとつひとつの細部についつい固着してしまって、なかなか全体的な空間地図をイメージするのがハードだった。
⇒ 長嶋さんのノリの大切さを思ってしまった。

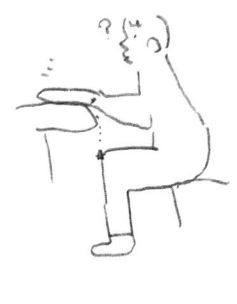

[第8回] 5月21日、火曜日

OT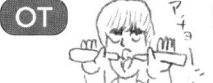
［セラピー①］リハ道具？持ち込み「スポンジ製ヌンチャク」への先生からのアドバイス
⇒ ①まず棒の「重さ」を確認、実感してみて。
　②先生：道具は腕（身体）の延長なの。ヌンチャクってまるで肩関節ぶん回しの延長みたいな動作でしょ。

［セラピー②］「聴覚」を利用した空間認知。

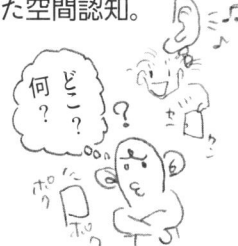
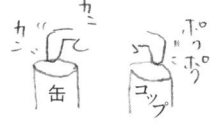

材質の違う、（先生が叩く音の違う）2種の音で材質と音源の位置を判断してみる。

［思ったこと］

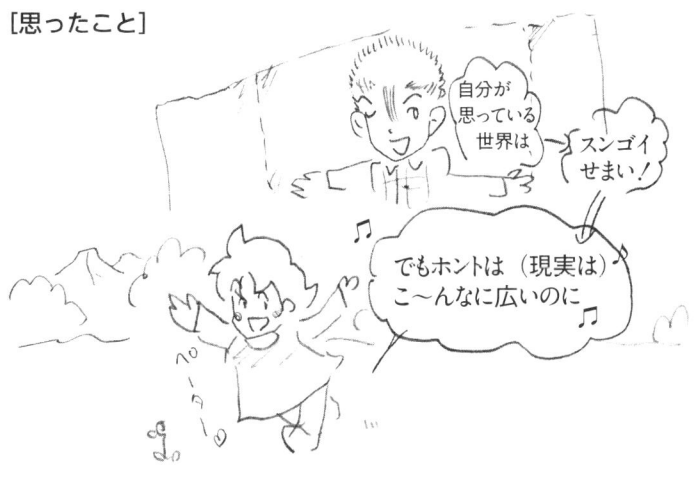
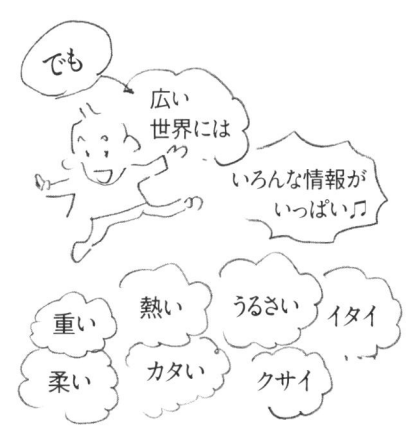

先生からのシメのひとこと　[情動]の重要性

PT いつものオーバーテーブル＆方眼紙、上下肢合わせから。

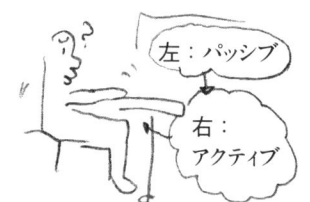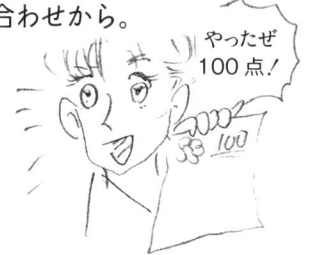

パーツ（細かさ）に固着しないコト。全体として捉え（イメージ）られるように練習してみるぞお。

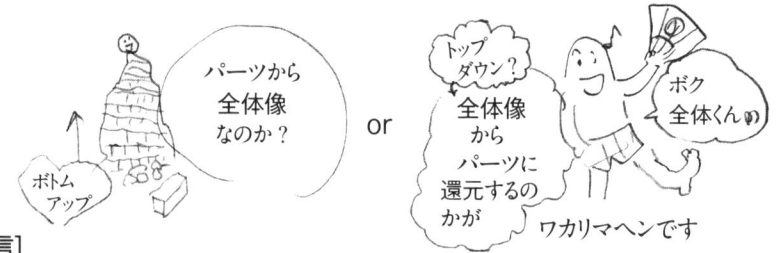

[患者のひとり言]
「感覚を言語化するのは難しい」です。健常でしたらラクショーだと思うのですが、高次脳～の皆さんはそろって「概念化するのができなくなった」と言います。そこで、ちょー思いつきなのですが、微妙な色調の複数のカード（など）で「今の感覚はどの色のイメージですか？」と患者にカラーイメージを選んでもらって（ゲーム感覚で）色⇒概念化⇒言語化しても面白いかなあと思いました。選択した色で患者の障害に対するメンタリティも分かるように思うのでしタ。たとえば、寒色⇒ネガティブ、暖色⇒ポジティブのように。そんな単純ではないでしょうが…「先週は深緑を選んだけど」「今日は黄緑ですね」「どこがどういうふうに違ったのか思い浮かびますか？」みたいな感じです。単純に思いつきですので読み流していただけたら大丈夫です。

[第9回] 5月28日、火曜日

たくさん大切な発見があったのに覚えてないのだ…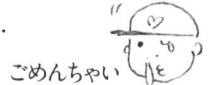

OT、PT 卓上で、ポンテ（ブリッジ）という道具を親指（母指）で触りながら前腕回内外の運動をアクティブに行ってみる…ケド…なかなか指示された運動の違いを弁別できない。なのにパッシブで行った2種類の運動の違いは分かった！なぜでしょう？母指だけに焦点を当てた運動と、前腕からつながる、結果としての母指の軌道の2種の差異！　やっぱり…運動はひとつの特定の部位だけで行っている（…ように感じますが）のではなく、筋の連関というか、複数の部位の運動の総括としてひとつの運動結果が出ているみたいです…。ついつい目立つ運動（目を付けやすい、認識しやすい）1箇所だけにしか意識がいかないですが。PTでも同じように「全体として捉える」「イメージ」することの大切さを実感した。…あ！…パッシブだと理解できるというのは、随意的でない（＝自分の意識の鎖から解放された状態）ので、素直に深部覚などを感じることができるのかも…つまりは、運動する前に運動を頭の中で終了させているので、その済ませた運動イメージに囚われすぎているような…。

PTでの踵の円軌道でも、運動開始前に（あるいは運動開始の瞬間に）頭の中で「これぐらいの大きさの円だろう」とイメージ付けをしていたようです。なぐられてもいないのに、なぐられる前からガードを固めているボクサーみたいでした。特に障害者のボクなんかは、そのへんの意識が滞っているように感じます…。

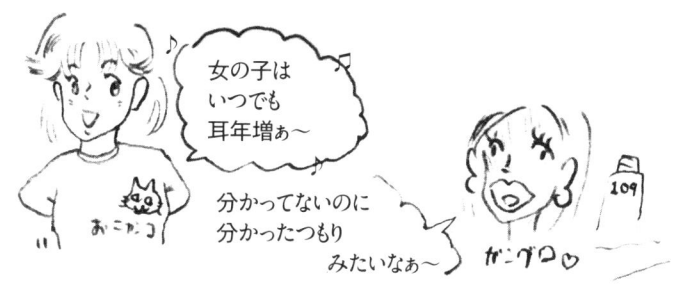

ご相談です…少しシリアスかも？です…

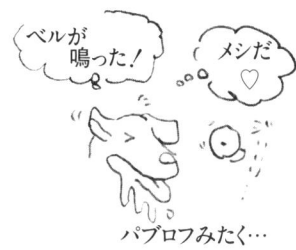

旧来のリハビリで、古典的条件付けのようにオペラントチックな…タイマー設定等々利用の外的圧力？で僕の行動を抑制することを長年「良し」とされてきたもので、家族もすっかり、その手法に染まってしまい、（それだけだったらいいのですが）タイマー等々を強要してくることが正直ストレスなのです。脳損傷の僕にも自発的な気づきがあることを理解してもらいたいのです。

たとえば、抗てんかん薬の服薬（忘れ）＝タイマー設置！と考える様子ですが…当事者の患者にしてみれば、脳内で過剰な放電があると、その変化にいやでも気づかされるのです。なので「そろそろ服薬の時間かな？」と思えるのですが、周囲はタイマーが鳴らないと安心できない様子です。障害者の環境整備で一番大切なのは「家族」だということに、反対側（支援側）にいた時は気づきませんでした。たぶんそのように障害者に接することが健康な人間の役割なのだと思っているように思います。

［第10回］6月4日、火曜日

［まず、はじめに］
素直に言葉にしますと「区分けされる側の人間になってしまったんだなあ」という事実を再認識した日でした。平たく言えば「正常でない」というコトです。脳を器質的に損傷しているので当たり前ですが。非正常からのスタートはなかなか難儀です。

OT 先週に続きポンテ（ブリッジ）を使用した麻痺側の前腕回内外の運動＝㋩方向に向かう運動（回内）と㊧方向に向かう運動（回外）に感覚の違いがあるかを探してみる。（前回実施した感想は、㋩方向はスムーズ、㊧方向はブラックボックスに入っていくような感覚でした）。今回もやはり㋩方向へのスムーズさは変わらず⇒だが、㊧方向への運動の「ぎこちなさ」は感じるものの、前回ほどの「混乱」は感じなかった。また、「右に向かう回内運動」を確実に認識してから「左に向かう回外運動」を行うと、回内（右方向）のスムーズさが回外（左方向）にも影響する＝イメージの転

送が行われるように感じた。ポンテに触覚の要素を加えることに。板（トンネル）の両側（裏表）に両面テープで、触感の異なる3種類の布地（×2セット）を貼り付けて、裏表同時に材質を弁別できるか試行する。

素材①　長く柔らかい毛糸の布地
素材②　短く硬い布地
素材③　短く滑らかな毛糸の素材

母指／示指〜小指までの残りの4指　素材表　素材裏

[結果] 混乱はかなり少なかった＝指腹の触覚は傷害されていない？ 「回外」の際に、運動にイメージ（目的）を加味してみる。⇒ 手のひらに物（肉まん）を載せてもらうイメージ（「それ、ください」的に）運動がより明確に。

[質問] 裁縫（Gパン補修）を自宅でした際に驚くような失敗を繰り返してしまった。⇒ ①右脚と左脚の裾を縫い合わせてしまう。②布地の裏から刺した針が表面の意図しない（意外な）ところから出てくる。⇒ 予想と動作の結果が食い違う。

[先生からの解決課題] 左右の手の自己像を（大きさも形も実寸に近く）おのおの白紙に描写する。

[結果] 実像と違う描写が多々見られた。①大きさの違い（両手とも実寸よりもかなり小さい）。②左右の反転（＝母指の位置が実際と違う）。③奇妙な肢位（主に麻痺・失認側＝左）。⇒ 自己像（感覚・運動）を客体化できていない、ということ。

[分かったこと]「主観」と「客観」のズレ（＝自分の判断は絶対ではない）。「当たり前のようにやれる」と思っている自分は過去の経験の蓄積でしかない。…脳損傷をして…損傷部位に基づいて確実に「やれないこと」が存在している。⇒「過去の自己像への上書き」は、一見簡単そうだけど、かなり過酷で、残酷です。

PT 卓上、方眼紙上での左右掌位置合わせ。

①パッシブで設定した麻痺・失認側の左掌の位置に ⇒ アクティブで健側（右掌）を合わせてみる。

[気づき] 運動のための出発点（左手）が存在として「あいまい」である。左掌の現在位置を必死に探る。⇒ 次に、その逆、㊨をアンカーにして、㊧を合わせる＝なぜか「動かしづらいハズの」左側がスムーズに動く（運動イメージの転移？or共有？出発点の明確さ？を思う）。

②杖のつき方練習：自己の身体領域が不明確 ⇒ かなりとんちんかんな地点に杖先を突いていた。⇒ 結果として、周囲には危険な杖歩行者となっていた。…そこで…身体の中に「アンカー」を探す。…**あ！** 歩行時足尖離地の瞬間に母趾球に体重がかかる「圧」を感じた。その**圧覚**をヒントに杖を突く領域を設定。

前方向への領域 MAXライン　⇒ その線を越えないように杖を着地。
母趾　安全な杖使用が叶った。

その結果、話は戻りますが、自分が感じているコトが客観的には正しくないという事実。⇒ 思考を転がしていくと…「自分が面白いコトは、他の人は面白くないのかも？」⇒「自分が腹立たしいコトが、他の人には些細などうでもいいコト？」⇒「自分が悲しいコトは他の人から見れば悲しくな

い」…という風に、不明確な深みへと捕らわれていく。⇒「**自己肯定感の低下**」⇒「**認知運動療法**」で輝いていた「ポジティブさ」は「**自分をきちんと認知できていない**」という事実＝1枚のカードによって全てがひっくり返ってしまった。**そんなセラピーでした。現実に戻りました。**

[第11回] 6月18日、火曜日

OT ①「**左側**」をパッシブに動かして頂き ⇒ その停止肢位に「**右側**」をアクティブに合わせる ⇒ なかなか合致せず。たいてい「**正解の肢位の手前**（運動として未完遂な状態）」で「合致した！」と認識していた。逆に言えば、正解の肢位を越えるような過剰な運動は見られなかった。「認知」と「運動」の間には**抑制の優位性**があるように思った。

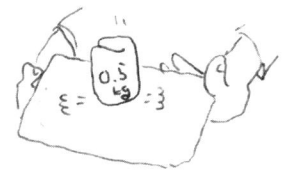

②両手で保持したお盆（トレイ）の上に錘（おもり）を置いて、その錘のトレイ上の位置を閉眼で答える。と同時に、把持している左右の肢位の違いや加重の位置、差異を弁別してみる。⇒ 錘を左（麻痺、無視）側に置くと特に弁別の曖昧さが目立った。また、左側のほうが把持に使用するパーツ（身体部位）と運動の領域が少なく、狭かった。

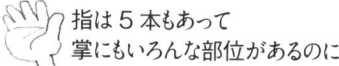 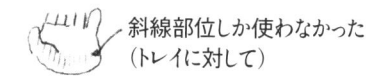

また、両手を協調させる運動の困難さ ⇒ 左右の感覚の認知の差から生じる運動結果の差。⇒ Let's Lesson!
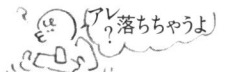

PT 座位で上体を回旋させる（パッシブ）。

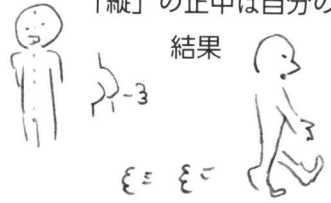

「縦」の正中は自分の「肛門」の位置を認識することで感じられるようになったので

歩行時に「自分がどっちに向かっているのか？」
「目的地はどっちか？」
がよく理解できるようになった。

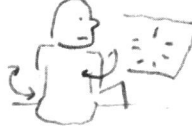ブロックを時計の針に見立てて設置 ⇒

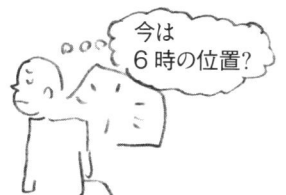自分は今どっち（何時の方向）に向いているか？ ⇒
自分の正中が平行面に対してどの位置にあるのか？

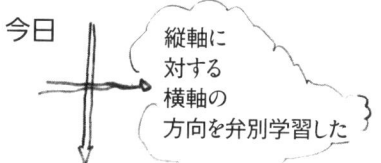 ⇒ これはもしかしたら地誌的失念の改善にも寄与したのかも？

[第12回] 6月25日

[メモ]

OT

[先生のアドバイス] 気づかないことを言ってもらえる幸せ ⇒ 言われないと気づかないこともある。

[ミラーセラピー?] （座位で鏡に映る）視覚情報としての自分と主観的、内的感覚の隔たり。

[認知セラピー] カーペット生地の上を掌でなぞりながらスケーリングクエスチョンをする。

左右での認識の違いも考えてみる

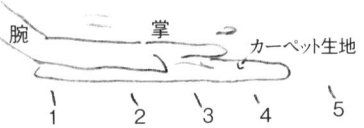

⇒ 手が伸びきってもいないのに、伸びきってしまったように思ったり、予想で、どの数字まで届くかの答えが結果とかなりかけ離れていた（「手がテーブルからはみ出しそうに感じて」も「カーペット内で手が止まっている」）。

・複数の部位が連関して運動しているのにある一つの部位（例：肘）だけにしか注意が向かない ⇒ 実際の複合的な運動の結果で、予想と現実が違ってくる。

・巧緻性の低下 ⇒ 単純に麻痺のせいだけではなかった ⇒ 感覚弁別の錯誤が運動の巧緻性を結果として下げていた。⇒ 反復練習だけが障害克服の全ての答えではない？感覚を正しく認識することで運動機能が向上した！紙に描かれたうず巻きの、①線の上を指でなぞることと、②線と線の間をたどることの2つでも注意を向ける情報量が全く違うことに気づいた。同じような動作なのに！③PCを使ったゲーム訓練 ⇒ ゲームのルールを理解してないうちに見切り発車をして、ゲームを始めてしまう。⇒ 不正解を頻発することで、ルールを理解していなかったことに後から気づく、というループがあった。

PT 体幹の向きと首の回旋肢位の確認。

「矢印（ベクトル）の描かれたボード」
真ん中か？
少し右 or 左か。
(イス)

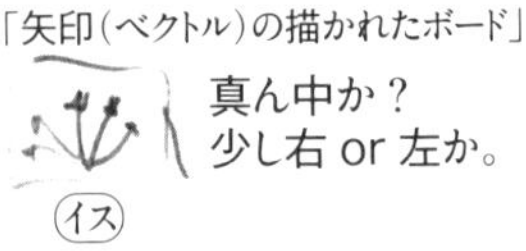

半盲と半側無視の代償として体得した行為 ⇒ 体幹の向きはほとんど変えず、注意が向いた一点に首と眼球の運動だけで対応していた。結果…自分がどっちに向かって歩いているか不明確に ⇒ 周囲にとって危険な歩行者に。

OT カーペットスケールに再び挑戦！

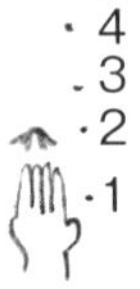

・5
・4
・3
・2
・1

①卓上で手を前方に伸ばす。テーブルにはスケール（目盛）が貼ってある。肘から先が載っているのはテーブルに貼られたカーペット生地の上。カーペット生地をなぞる触感が感じとれることを確認後、運動開始前に、今の肢位からどの数字まで手を届かせるかを宣言する。その後 ⇒ 実際に運動！例：「たぶん「5」を越えてMPから先が机の外に出てしまうと思います」…でも結果、掌が卓上から飛び出すことはなかった！ 予想と結果がかなりかけ離れていた。そこで思ったこと ⇒ 手を伸ばすという行為を非常に単純化してとらえている。⇒ 肘関節の伸展しか考慮していない等。⇒「向ける注意が1点のみになっている」。でも、掌を卓上でなぞりながら前方へ突き出す動作には、たとえば肩関節の屈曲も含まれているなど複合

的な運動が必要だった。…試しに…注意を向ける箇所を２点（肘・肩）に増やしてみる。⇒ 結果、スムーズな運動の誘発＆予想と結果との近づきが見られた。「巧緻性の低下と喪失」とは ⇒ 単純に麻痺（筋と神経伝達の連関の崩壊）の結果だと安直に考えていた。なので、巧緻性の再獲得のためには、（苦手な）運動の反復練習だけによって神経の促通を図ることができると思っていた。…けど…感覚入力の識別と弁別の差異（錯誤、混乱）に基づく誤った運動出力の結果も含まれるのではないか？と考えるようになった。

「線なぞり」再トライ！　②紙上に書かれた２種類の線の上を指でなぞる。ⒶＳ字状の曲線上をなぞる。Ⓑ渦巻き状の２本の曲線の間を指でなぞる。結果Ⓐは注意の対象が１つだけだったので比較的スムーズに遂行できた。Ⓑは「間」なので注意を向けなければならない線が２本になって…。⇒ 同じような行為の中の「情報量の違い」に驚いた。

パソコンゲーム再考察！　③PCを使ったゲーム的（脳）訓練 ⇒ 結果はあまりよくなかった。ゲームソフトが「ルールは理解しましたか？」と確認してくれるのに、ルールを把握していないうちからゲームを始めてしまう。誤解答の結果 ⇒ 後から、ルールを認識していなかったことに気がつく ⇒ 再度ゲームのルールを読む ⇒ 理解する前にゲームを始める…の繰り返しになっていた。以前、ある高次脳機能障害の方が「メールの"送信ボタン"を見ると、空メールでも宛名違いでもつい押してしまって誤送信してしまう」と語ってらっしゃったことを思い出した。**結果を途中で確認すればループから抜け出せるかも…**

PT　［もう一度確認］　テーブルに貼られた矢印（右向き・左向き＆少しだけ動いたor大きく動いたか）を基準にして、先生にパッシブで回旋してもらった体幹が右か左か、少しor大きくを判断する。⇒ やや曖昧さが目立つ。**気づいたこと**：普段（歩行時など）体幹をほとんど使わず（意識せず）に運動していた。⇒ 半盲と無視の代償として得た動作の中に体幹の運動が含まれていなかったのだろうと考える。首の回旋と眼球のサッケードのみで。ぼんやり、と歩いていく向きを考えていたようだった。客観的にみれば「どこに向かって歩こうとしているのかよく分からない危険な歩行者」だったのかも。

…ふと脱線…
最近よく思うのは、（リハビリを受ける側として）従来のリハビリはあまりにも細かくなり過ぎていたんじゃないかというコトです。　例）最近おなかが出てきたから…　腹筋500回しよう！！！　みたいなノリです

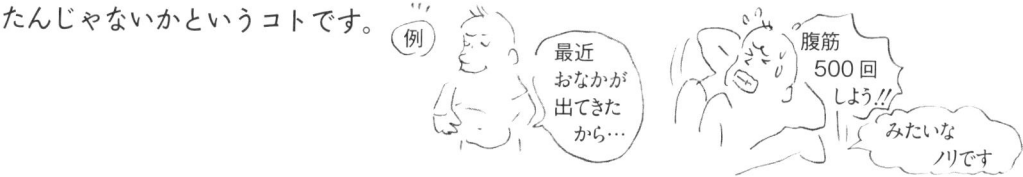

でも「気づいたのは」結局、人間は全体で一人なんだというコトです。なので小さな運動ばかりよりも、体を大きく使う全身運動をした方が脳も賦活する（元気になる）ようです。実感として…

How to コミュニケーション？
各段階や要素は多々あるとは思いますが、とりあえず以下に列挙させていただく項目に対するアプローチがありましたらありがたく思います。

コミュニケーションの入り口としてのツール？
①顔（表情筋）に対する認知？（表情が健康な頃よりも出しづらいのです。）

②**発語（滑舌）**。どうしても舌がこわばりがち（麻痺だそうです…）なので口唇・舌の感覚を喚起したいのです。

③**話すリズムの適切さ**。コミュニケーションが上滑り（一方通行）になりやすい私たち脳損傷者ですので、相手の反応をきちんと情報として得ながら、コミュニケーションを進捗できればと思っています。

[第13回] 7月2日、火曜日

OT 前回の振り返り＋（僕への）インタビューがメイン（ちなみに以前から素人なりに患者へのこの「インタビュー」の重要性は思っていました）。障害者になったことで、たくさんのセラピストの先生方と時間を過ごさせていただきましたが（主観ですケド）「いい先生だったなあ～」と思える先生ほど、僕の「個」を大切に取り扱ってくださっていました。ある先生は、料理が好きだった僕に（当時はまだバリバリの障害者でしたが）メニュー決めから食材の発注、調理まで全て任せてくださり、最終的に食べた味の感想を僕にフィードバックしてくれました…。思い出したらキリがないのですが…。反対に「あまりいい時間を過ごせなかったなあ」という先生は、カルテ上でのみ僕を判断、評価して会話もほとんどなく、やりたくも、楽しくもないアクティビティを毎回あてがうようなセラピストさんでした…。

[インタビューで見えたこと] ①**ホントの意味での障害の受容** ⇒ 先生から「できましたか？」と聞かれて、できてないのに、「できましたよ」と即答していた。経験から「障害をとりつくろう（隠す）」クセが身についてしまっていたことに気がついた。

・思考と行動の悪循環（ループ）の抑止法を模索。
・インタビューのおかげで、「ループしている時は気づかない」が「結果」を確認することで適正な判断ができることが分かった。なので…
　★「結果」を行動中に見ることが可能なことに関しては、「結果」と「行動」を比較しながら遂行する（例：「脳トレPCゲーム」＝ちなみにあれだけ「注意障害」だと言われていた「注意」のスコアが一番高かったことはわれながらオドロキでした）。
　★「結果」がすぐには見えないこと（創作や対人コミュニケーション等）に対しては、「一呼吸」おくことで、思考の振り返りを図る。「コミュニケーション」に関しても、自身の欲する「結果」まで一足飛びに行こうとしないで、段階づけとスモールステップを意識する。プラス「自分の表情等」を振り返る。創作も「何分したから何分休憩」ではなくて、創作の大まかな過程の間にブレイクを入れるイメージを持つ。⇒ 自己という主体をキープするために、「外的な圧力」を意識しないで解決できる方法を選択する。
　創作中に、小休止でいい時は（例：コーヒーを飲む、背伸びをする）などのささいな行為をはさむ。大きく（長時間の）休憩（思考の切り替え）が必要な時は散歩をする、寝る等の選択をする。

結果として 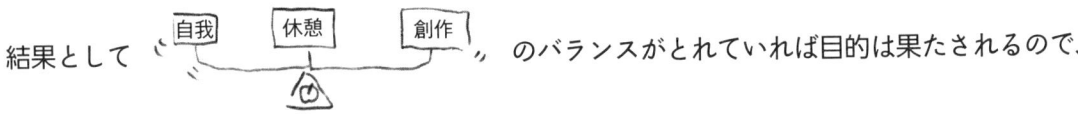 のバランスがとれていれば目的は果たされるので、

「やらされている感」「否定されている感」を回避することも、「創作のためのコンディショニング作り」には必要！

なので、「方法に執着しない」ことは障害者自身と（もしかしたら）健常者側にも必要かもしれないです。

PT 大きなカバンを背負った状態の杖歩行（普段の状態）をセラピストの先生付き添いで確認（屋外で）。先生の「何か困ることはないですか？」のストレートな問いに、（自分では）困っていることは何もないことに気がついた。（自分で）「困る」と言っていたことは、ほとんどが、周囲から指摘される「問題点（カバンが大き過ぎるんじゃないか？）」に過ぎなかったことが分かった。「杖歩行」に関しては、荷物の大きさ等々も含めて、大きな問題点は無いようだったが、「歩行中に前を歩いている人の踵を踏む経験」が頻繁にあることを相談した。⇒ セラピールームに戻ってスケール（目盛）付きの板上で両下肢の位置を把握・解答するメソッドを実施した。0（ゼロ）ポイント＝「ニュートラル」は比較的認知しやすかったが、ゼロ地点から移動する（特に踵を自分側に持ってくる＝膝関節の屈曲）では位置が認識できないことが多々見られた。（普段の歩行時も、足を前に出すことは意識できても、足を引くことは意識できていないのでしょうか？）。センセイからご指摘いただいたこと。①「イチ＝1」は単に数字の上積みではなく、全く新しい物への変化の始まりなのだということ。②「ラクなこと」を選択することは「悪」や「誤」ではない。つまり；

- 「ラクしてもいい」という気づき、安心。
- 白杖へのアドバイス：「下肢の安定」と「盲」のどちらにも属せない片麻痺と「半盲」の自分 ⇒ どちらに重きを置くかを専門家と相談する。＝回復期初期のような、（Dr＝「一生、車椅子かもしれませんね」）状態ではもう、ない。支持がなくても立位・歩行ともに安定している。
- 「足底のアーチ」について、「アーチ」は作るものではなくて、できていくもの ⇒ 特別なトレーニングが必要なワケではない（下腿三頭筋を鍛えればアーチの形成にいい、等）。

[第14回] 7月16日、火曜日

[メモ]

OT
① 顔面表情筋アプローチ

ヘラだけ（なめらか、ツルツル）

左右同時に当てて、当てた場所がどこかを弁別する（触圧覚に頼る）

②
カーペット生地を貼りつけた木のヘラ

カーペット付ヘラ

⇒ 無表情のままでの識別は難しいが、表情を出す＝表情筋の運動を伴うことでカーペットのザラザラ（質感）も認知できた！

⇒ しゃべりながら弁別 ⇒ 予想：話すこととヘラを意識することの注意が複数になるので弁別しづらいのでは？ ⇒ 実際は運動を伴う「しゃべりながら」の方がより素材の違いを識別できた。

⇒ 感覚は運動を介して入力される。しゃべるという運動を媒介した方が情報を得やすい。（例：スベスベのシーツを手でなでるように）

PT
①杖を突く位置の修正。突いた杖を自分の足で蹴ってしまうことが多かったので。⇒ 前方に突き出すのではなく足寄りに突くように修正して頂く ⇒ 杖を蹴ることがなくなった。
②アクティブな首の回旋。左（麻痺側）に過度な筋緊張があり ⇒ 0か2か等、大雑把な位置しか分からない。

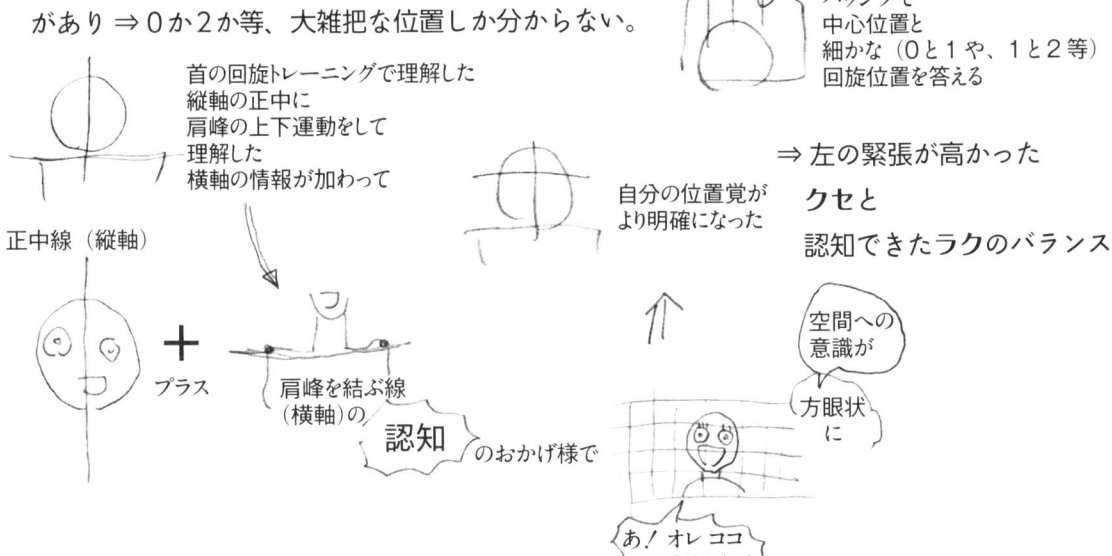

OT 表情筋へのアプローチで気づいたこと：「表情」は情動の結果として現れるが、決して静止したもの（泣き顔、笑顔、etc…）ではなく、表情筋の収縮という「運動」を介して表現された結果だという気づき（⇒ 顔面に当てられたヘラの触感を感知することで顔面の動作を理解できた）。私たちは、情報を得るためや、情動を達成、昇華するために、常に「運動」という媒体を利用している。「障害」という言葉に囚われ過ぎないこと。

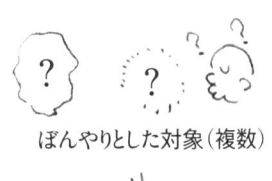

㋐ ⇒ しゃべりながら顔面に当たっている物を弁別する ⇒ 従来型のアプローチ（考え方）だと、「しゃべる」と「弁別」の2点に注意を向けなければならないから、「注意障害」の患者には適さない（＝無理だ）と考えられてしまうが、実際は「しゃべる」という動作のおかげで、より触感の弁別が明確になった。⇒ 結果として、2つの行為を同時に遂行することができた。「あいまいなままの認知」が注意の分配を困難にしている。

⇒ 従来の評価だと、これを「転導」と呼んで、"より"病的に解釈してしまう。**が、考えてみればすごく当然の結果**だった。

PT PTでの「首の回旋肢位の再認識」でも同じことが言えるように思う。不明確な目的のおかげで、不要な筋緊張や不随意運動を誘発していたのかも？
[まとめ] きちんと自分を理解してあげよう。

[第15回] 7月23日、火曜日

[メモ]

OT 棒状のヘラ(「シーソー」)を
①指で押してみて載せた錘の位置の違い(1～3)を弁別する。
②てこや錘の重さの違い、使う指による操作感の違い等々あるが…。
③指の延長としてヘラを捉えてみる(イメージ)
端と端(①と③)は比較的分かっても、真ん中(②)は①か③の両極端な答えにまとめられがち ⇒ ゼロイチ思考 ⇒ ②という「中間がある」という気づき。

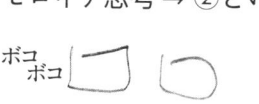
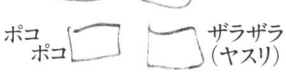

材質の違う4枚の板を 手に持ったはし先でなでて判別する。健側(右)の分かりやすさ ⇒ 麻痺側(左)に右のスムーズなイメージを移動・共有させると ⇒ 左での弁別がラクになった。

PT 骨盤の再認知。歩行時のバランスが ⇒ 右(健側)へ荷重=偏重していた。横軸の傾きに気づく。プラス正中プラス前・後傾で自分の骨盤の存在を捉えることができた！

OT まずインタビューから。
センセイ「何か気になったコトは無い?」ボク「何につけても(思考も行動も)区切りをつけてまとめるのが苦手になっている…ループ化しやすい」。問題の抽出の後、「指の運動」からはじまり、はじまり～(上記「シーソー」メモに戻る)

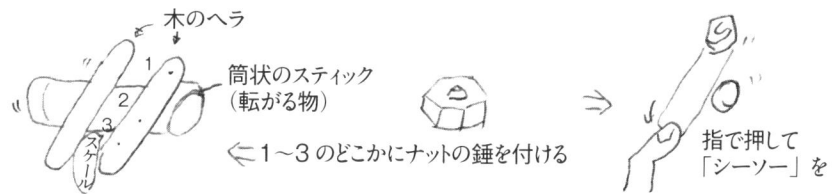

⇒ 1～3のどこに錘が載っているかを閉眼で答える。⇒「てこ」の作用で①と③は比較的、分かりやすい。中間の②になると…①か③のどちらか極端な回答(軽いor重い)として認識してしまう(②が無い)。白か黒かのゼロイチ思考に「感覚」ですら偏重していた。必ず**「中間位」**があるという気づき。修正。
⇒ 示指と中指で感覚の違いを模索してみる(★まず右手から)。

⇒ 指の違いによる巧緻性の違いが際立つ(弁別はある程度可能)。
左手(麻痺側)に切り替えてみる。⇒ 巧緻性が低下して ⇒ ナットの位置の違いはほとんど分からなくなった。**しかし**
⇒ 右手の運動&感覚イメージを左手に転移させるようにイメージすると、左手でも弁別の糸口が少しずつ分かるようになってきた。

17

PT

[白杖使用のため]
歩行速度をかなり遅く修正したことで、かつてスプリントをはめていた左（麻痺側）アンクルのぐらつきが気になるようになってしまった。⇒再びスプリントを使って対応していたが、今日の骨盤の回旋位置を認知するセラピーでぐらつきの減少が見られた。

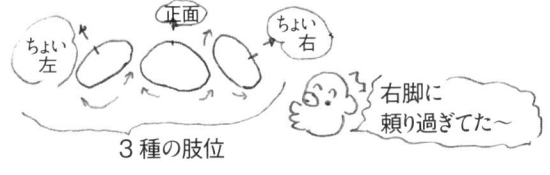

[結果] 健側の右脚に荷重を偏重した歩行をしていたことに気づく。⇒ 右と左脚で足底の接地感覚と足趾の荷重と使い方の違いがあることも発見！

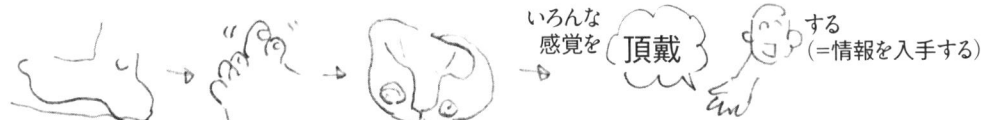

⇒ 結果、主に骨盤の回旋位の修正で、スプリント不要な歩行ができた！

[つれづれ日誌]
① 「パソコン使用60分まで＆タイマー」要求への反抗策。自分（患者）自身で決めたことに周囲が不安を示すので対外的アピールとしてタイマーを活用するコトに。「やらされている」＝強制・パッシブは脳にとっての最大の負担のように思いますので、この縛りをどうやってアクティブに変換できるかを考えました。「60分以内に自分が設定したタスクを終了させる」というポジティブな「ゲーム・ルール」へ。「タイム・プレッシャーを楽しむ」。

② 「ホフマン反射」だの「バビンスキー反射」だのの評価を、患者になってからドクターの先生方によくやられた。というか、お見舞いに来てくださったリハの先生まで、とりあえず試して帰られるので なんて思ったものですが、上位ニューロンか下位ニューロンかが分かったとして、治療法（セラピー）に何か違い、OTにできることに変化が生まれるのでしょうか？なんて…。で、ココが興味のあるところなのですが、「認知運動療法」だとバビンスキー検査の結果からのアプローチがどう変化するのですか。

[第16回] 8月6日、火曜日

OT 楽しいお喋り＆インタビュー。インタビューで気づいたこと。相手からの反応を考える（入力？）よりも、まず、自分の行動（出力？）で状況を変化させることができる単純な可能性に気づいてしまいマシタ…。まずは自分からですネ。

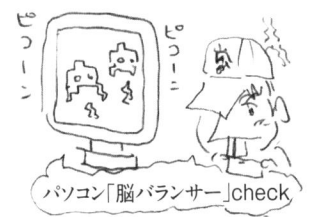

→ をやってみて、「情報収集能力」を構築する「空間構成」が弱かった… → そのまんま「マンガ」制作じゃん！なんて思ってしまいまシタ。
⇑創作の苦悩がこんなところに！

PT 卒業。筋トレや神経の促通などではない、感覚や意識・認知などの繊細で丁寧なアプローチがとっても新鮮で、毎回、目からウロコが落ちてしまいました。ありがとうございました。

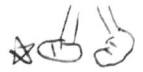
最後に屋外歩行 Check をしていただきました。
自分の視点と他者の視点のギャップの存在を理解できました♫

[第17回] 8月20日、火曜日

[本日のセラピー] オススメ：座位の偏位を修正

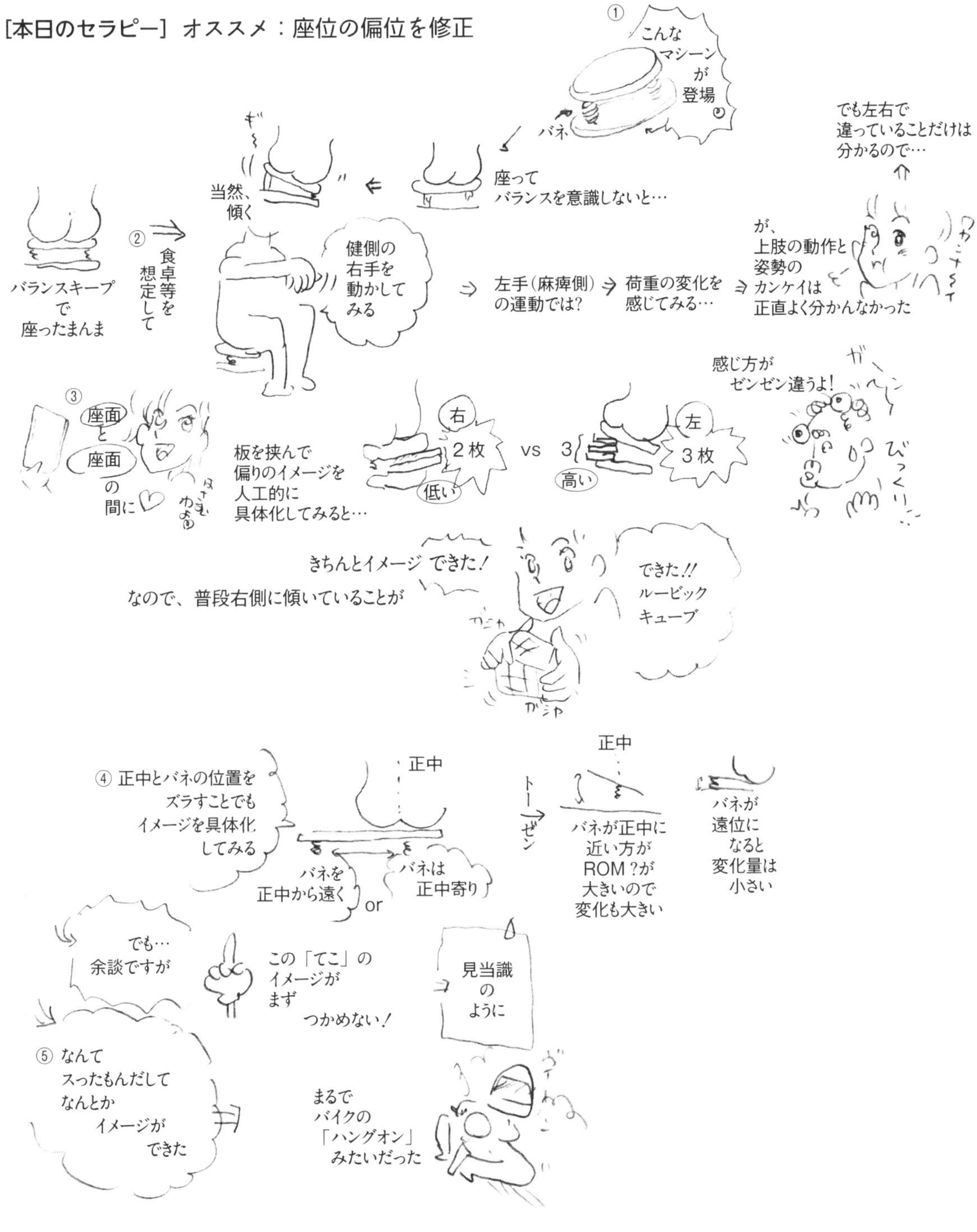

① こんなマシーンが登場
バネ
座ってバランスを意識しないと…
当然、傾く
② 食卓等を想定して
バランスキープで座ったまんま
健側の右手を動かしてみる
左手（麻痺側）の運動では？
荷重の変化を感じてみる…
でも左右で違っていることだけは分かるので…
が、上肢の動作と姿勢のカンケイは正直よく分かんなかった

③ 座面と座面の間に
板を挟んで偏りのイメージを人工的に具体化してみると…
右 2枚 低い vs 左 3枚 高い
感じ方がゼンゼン違うよ！
びっくり！！
きちんとイメージできた！
なので、普段右側に傾いていることが
できた!! ルービックキューブ

④ 正中とバネの位置をズラすことでもイメージを具体化してみる
正中 正中
バネを正中から遠く or バネは正中寄り
トーゼン
バネが正中に近い方がROM?が大きいので変化も大きい
バネが遠位になると変化量は小さい

でも…余談ですが
この「てこ」のイメージがまずつかめない！
見当識のように

⑤ なんてスッたもんだしてなんとかイメージができた
まるでバイクの「ハングオン」みたいだった

[宿題] この骨盤の傾きの偏位を毎食時、自宅の食卓でも確認してみるコトに！
[PT番外編] 体重計を使って右への偏りを立位でも確認してみる。
⇒ 結果、右側に依存して立位・座位・歩行している傾向が明るみに！
というコトで、荷重のかかった右足の足趾は踏ん張った状態に…

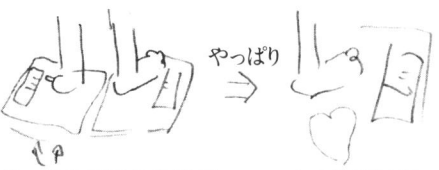

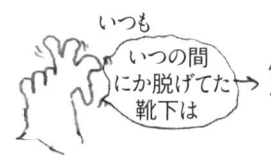 → というコトで、歩いているうちに靴下が脱げてくハメに…

[第17回から第18回までの間の1週間で気づいたこと]

①数日の間だけ、麻痺が強まっている感が持続していて、手指も握りがちでギターが上手く弾けない時がありました。「弱った！」と思い、屈筋のストレッチと、ギターはごく簡単なドレミ…♪をゆっくり弾くことで慣らしていきました。今現在でも、前腕の屈筋側からムズムズ…として指が硬くなっていくことが続いています。障害者になって分かったことは「麻痺って固定したステージじゃなくて、日々、状態が揺らいでいるものなんだなあ」というコトです。

②座位の坐骨の偏位ですが、やっぱり右側のおケツが痛くなりますので、右に傾いているようです。細かく観察すると、右側の後方（仙骨寄り）に荷重している様子です。
⇒ また、座位時の組む脚は7〜8割がなぜだか右脚が上でした。
自分では「左脚を組んでいる」と思っていましたが…？？

③「コレも認知だ!!」と思いましたコト…
歌で高いkeyを出す ⇒（呼気の通過・のど周辺の筋緊張）・（声帯の振動の感覚）…などなどを注意深く観察 ⇒ 無理やり（力づくで）に声を出すと声が低くなる。リラックスしていると高い声が出る。ちょっと続けてみます。

[第18回] 8月27日

この1週間での自身の座位姿勢についてのインタビューから。
[答え] 右側の圧覚等から自分が右傾していることに気づいている…が…鏡像のように自身の姿勢を客観視しては認識できない。⇒「右に傾いているんだろうケド…実際どうなの？」という感じ。
そこで、ベンチ風の横板に座ってみることで状況・環境的に（人工的に）右傾した座面を設定!!

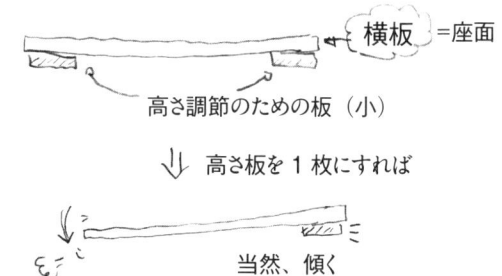

(人工的な)斜めの座面に座るコトで、状況から自己像へのフィードバック。
さらに板と板の間にスポンジを挟むコトで情報入力の要素を増やす。

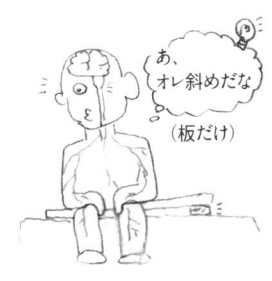

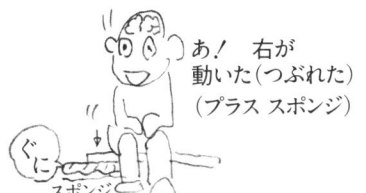
⇒ 板だけだと ⇒ 固定された情報だけ ⇒ スポンジを挟むコトで、潰れる感覚(＝動き(移動))の要素が加わる。

で結局…
身体機能としても、精神機能としても、おそらく「メタ認知」が難しい状態にある様子。

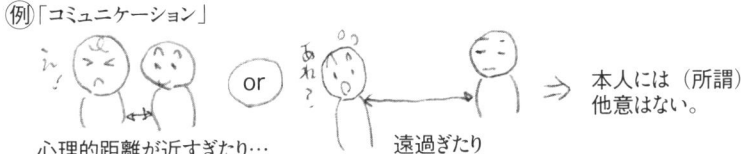

結果 ⇒ 受け手の容量や状態によって、種々、解釈が生じてしまう。⇒ 高次脳機能障害者の一般的(教科書的?)な病状の汎化?「高次脳機能障害者は不適切な言動をします」(ある文献より)。
…話がそれてしまいましたが…
患者自身がコミュニケーションをうまく処理できるようになれば、身体的・心理的・社会的にも状況が好転すると思います。
でも、僕には…(とココで別の用事が入ってしまい思考中断 ⇒ 忘却へ)

[第19回] 9月10日、火曜日

今日は日常の「気づき」から

「白杖」の持ち方を左右逆の構えに変えたこと。
「なぜ?かと言うと」
知らずのうちに右側に寄り過ぎた歩行をしてしまうから。
右に出した石突が右側の障害物にぶつかれば

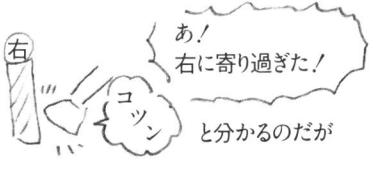
と分かるのだが

そもそもが…
左を認知できないから右に寄っていくのであって…

ならばと　右手　把持の左側(無視側)
石突に変更

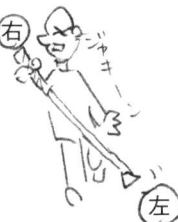

すると、左側で当たる石突の振動等で

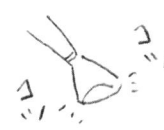

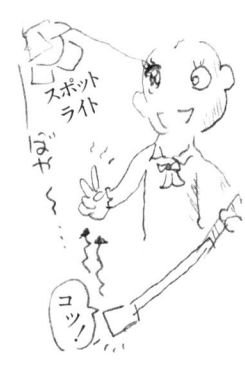
石突の上空に、ぼんやりとあったハズの（忘れていた）左の身体感覚が浮かんできた…！
というエピソードをセンセイにしたら

「鏡」を使ったセラピーをすることに、その前に、少し慣らしで…
卓上に貼られた2枚の左右対称な用紙上で
材質の違う3種のプレートを

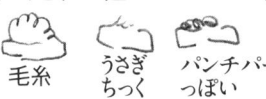

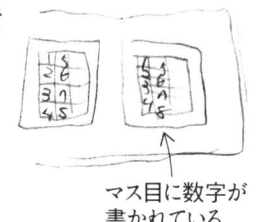

← マス目に数字が書かれている

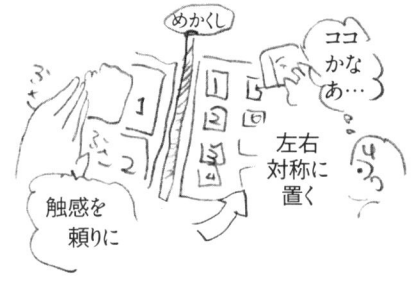

が、なかなかどうしてうまく置けない…！
（対称にならない）
でも、訓練を続けて 少しずつ慣れていく…

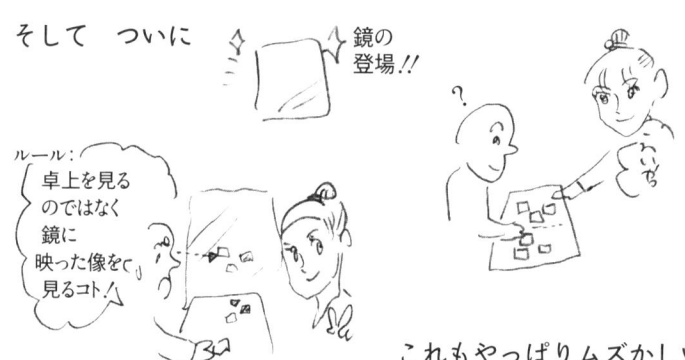

センセイが置いた3つのプレートを
鏡に映った通りに卓上で再現する！

これもやっぱりムズかしい…

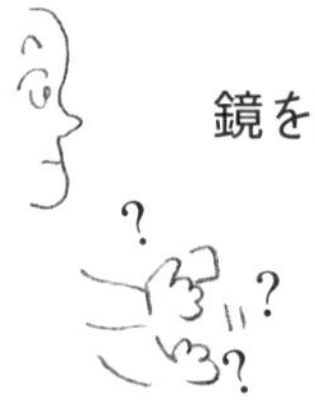

鏡を見ながら動作すると見た像と実動作があべこべの逆になってしまう！
右に行くつもりが、左へ！ 前が…後ろの…
しかしながら…

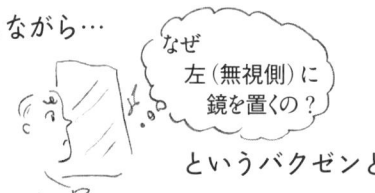
というバクゼンとしたギモンが…

昔、OTS時代に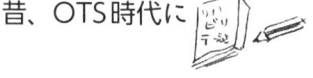

半側無視の患者にミラーセラピーをする話を聞いたような…。それは患者の健側に鏡を置いて、映った（無視側の）世界にもこんなにいろいろな物があるんだよ！的な発想だったような…

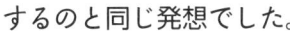
つまりは
・無視側を叩いたり
・無視側から大声で呼んだり

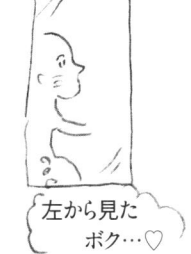

するのと同じ発想でした。
でもニンチくんのスゴイところは、鏡に映った自分の像は左側（無視側）から見た（客観視した）自己像の具現だった‼ というコト‼
「左から見た自分」を具体的にイメージする、なんていう、とってもすてきなアプローチで目からパンツがずり落ちました…‼
そう言われてみると、マンガの横顔も…右から見た顔ばかりだったコトに気づいてしまいました！
でも新しい学習で 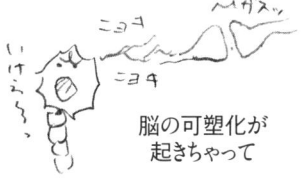 今（現時点）では「これって右側から見た顔だっけ？左の顔だっけ？」なんて迷えるまでになってしまいました。

なので今では両側からどっちも描けちゃいます。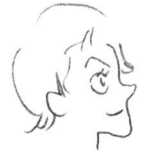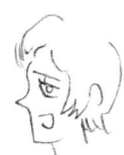

[ちょっとした思いつき＆トライ]
先生の（座位姿勢の修正）セラピーからふと思いついたことが…。僕は、ギターのビブラートや手をブラブラ振るなどの行為が難しく（麻痺側です）なっていましたのです。「うまく力が抜けない」というか…筋のトーヌスが上がりっぱなしというかな状態です。一生懸命ストレッチ、その他をしていたのですが、なかなか効果も上がらずで…。
あいかわらず
こんな感じでした。

で、「できないのなら」「そういう環境にしてしまえば？」と思いつきまして、「打腱器」を使って伸筋側〜屈筋側まで丁寧に「腱反射」を試してみたのです。打腱器を使うのはある意味「パッシブ」ですが、反射による収縮は「アクティブ」なんじゃないか？ということで、僕の前腕＆上腕の筋肉さん達に、個々に運動できることを思い出してもらおうじゃないか！というコンセプトで実施してみました。

⇒ すると「ひとかたまりになっていた」ような腕がほどけていくような感覚がありました。で、結果として「手をブラブラ振る」という運動ができるようになったのです。橈尺屈も背屈系もうまくゆるませることができたように思うのでした。

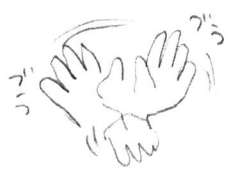 結果として程良く（望む意思に応じた）弛緩ができるようになりました。定着させるための繰り返しは必要かもしれませんが…先生のアドバイスや解説をいただけましたら有難いです。

[第20回] 9月17日、火曜日

OT　「思いつき＆トライへの回答」⇒

①腱反射について：あまり腱反射をし過ぎると支配神経が促通されて増強される。⇒「収縮することを学習してしまう」。なので、おそらくマッサージ効果だったのでしょう…というコトです。でも「気持ちがいい！」ということは良いことです、とのこと。

②左側に出した白杖の石突から左側の身体イメージが浮かんだ経験を利用して…タオルの下に隠した図形（先生がカットした厚紙方眼紙）を閉眼、麻痺側で手探りして、その形状を推定して…イメージ（理解？）した形を別の方眼紙にボールペンで描く。描いた図形を先生がハサミでカット。そして、タオルの中で先に探ったものと後にイメージしてカットしたものを重ねてみる…でもこれが一致しない！そしてここでも形状の「左右反転」が見られた！どうやら右と左を区別することがあいまいな様子。形の識別は視覚を閉ざした左手（麻痺側）で行う。⇒ 左の感覚器からの入力と左側イメージ形成の相関？…というOTでした。

③スポンジ大活躍！

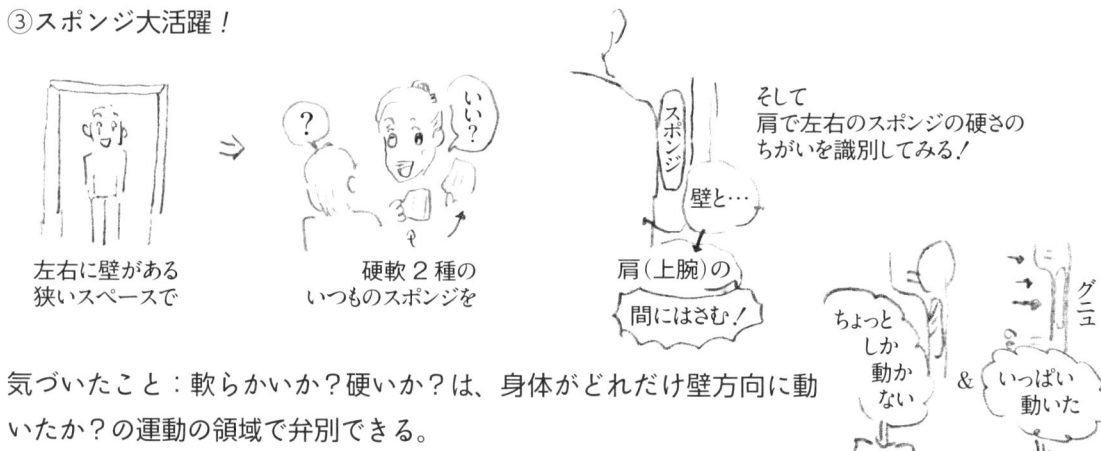

気づいたこと：軟らかいか？硬いか？は、身体がどれだけ壁方向に動いたか？の運動の領域で弁別できる。

PT　（アフターケア）白杖と左の身体イメージの関係を歩行チェック。

[第21回] 9月24日、火曜日

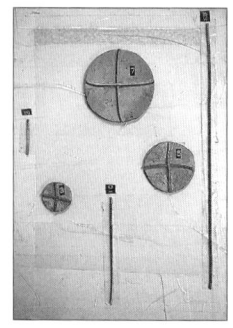

自作「デッサンキット」

この日のセラピールームはなかなかの混雑ぶりでした。というコトで、センセイにマンガのネームを読んで頂いてOTRかつ女子という貴重な目線でコメント頂くことに。お陰様でマンガもふくらみつつ、そして自作「デッサンキット」に少し改良を加えました。というのも…うまく直線が引けない！そんな日があったもので、いつもの革ひもで25cm（大）、10cm（中）、3cm（小）の三本を直接貼りつけてみましたwithニスで。…気づいたのは…線を引くのは手関節や手指の運動というよりも「肩関節の運動」だったのネ！ということでした。

横向きにしてヨコ線を引くときは　内外転でしたり、

タテ線を引くときは屈曲・伸展だったりしましたのです。

よく絵描きさんの世界では「線は手先で描かないで」腕を浮かせて全身で描きなさいみたいな名言があるのですが…。「でも手を置いて指先で描いた方がラクじゃん」なんて思ってマシタ。でも「腕で描く」ということが運動で理解できた瞬間でした。

[第22回] 10月1日、火曜日

まずはいつものインタビュー。
Q「一週間どうでしたか？」「きちんとヘルパーに間に合うように帰宅しましたか？」等、何気ないQの中にもたくさんの含みがあるコトに後で気づくのでした。

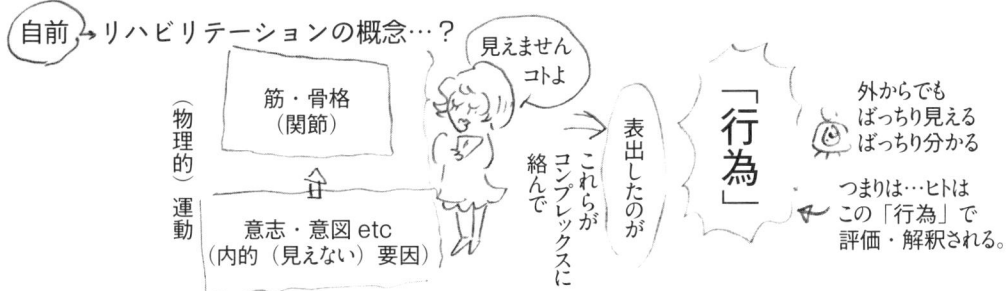

なので「変化」のためには、この「行為」を変えることがアプローチとして一番早い。でも…「意志」や「意図」という個人固有の財産（？）を「アクティブ」に変化できるのならバンザイですが。「パッシブ」に変化させようとすれば⇒「抑圧」や「ストレス」に…というワケで「意志」を自ら選択できるということが大切なように思いマシタ。でも、自ら意志を変えられないバヤイ…⇒ 行為も変化せず ⇒ 周囲の評価も厳しく ⇒ ふりだしに戻るというループのような無間に陥りそうな…。なので、まずはお芝居ででも違う行為を演じたりしてみる ⇒ だんだんその気になってくる ⇒ 周囲もその状況になじんでいく。また周囲から頂いた評価の中で自分が嬉しかった評価（例：かわいい、等）に自己像を投影していく ⇒ 等々、難しい頭になりました。ただ言えるのは、たいてい周囲の方々はゆるやかな「変化」を待ってくれません。即効でないとダメなのです。なのでなかなか解決しません。それから、今日、つくづく思ってしまったのは「自分の脳」の壊れ方のヒドサでした。復学の夢も復職の希望も、当時の周囲から見れば「マジ？」だったんだなぁと今さらながら理解してしまいました。まったく「脳」という臓器を病むというコトは人間という集団の中では「タブー」なのだなぁというコトです。精神疾患も認知症も同じです。高次脳機能障害と、諸々の機序は違っても、同じ「脳」に責任病巣をもつ「ぴあ」なんだなぁということに気づくことができました。あまりにエビデンスやレッテルに振り回されたこの数年でしたので、いつの間にか自分でもレッテルマニアになってました。なので心潤う「認知運動療法」はステキです。
（僕）「デッサンの狂いを筋肉だけ（ハード）で解釈しよう」とした ⇒ でもやっぱり頭頂葉損傷でソフト的にうまくいかないのでは？と悩む ⇒（先生）「頭頂連合野ってスゴイんだから！」⇒ というコトで、モノは試しに立体的な木製のピースを手で触って弁別するプラス「情報の整理＆分類」にトライしてみることに！　計6コのピースを仲間ごとに分類するための目印を考えるも、うま

く思い浮かばずピースの形をそのまま言葉でなぞるだけに。⇒ 結局、違いが分からず、6コの
ピースはぼんやりとした1つのかたまりのままに。
すると先生が「谷あり」or「谷なし」のヒントを提示して下さる。僕:「そうか!」=違いを理解で
きた!⇒ んで…「立体認知」や「形の識別」ができない障害ではなく、(入手した)情報の整理と認
識に問題があるようです。つまりは「絵を描く」能力そのものは喪失していない。歩けるのに歩け
ない「クララ」のようなボク。そしてマイブームな格言?をメモ。「暗いところはあまり人に見せ
ない方がいい」⇒ 道は「外」ではなく自分の「中」に続いていました。こういう格言に共感できるこ
とも行動の変容でしょうか?なんて。とってもとりとめのない文章になってしまいましたが、自分
の障害の程度が悲しくもあったり、先にある可能性に夢を感じられたりな今日のセラピーでした…

[第23回] 10月8日、火曜日

実は、この当日以降すったもんだとたてこんでましたもので、3日後の10月11日にようやく日
記を書いております…。記憶のおぼろげな部分も多々ありますこと申し訳ないです…。
前回実施しましたウッドピースを指先の触覚で弁別して⇒「ひな形シート」に分類するセラピー
ですが、この日はほぼ100%正解、なぜでしょう?…たぶん、今回はそれぞれのピースの特徴を
うまく整理分けできたことが秘訣のようでした。混乱した情報が整理整頓された結果です。…
⇒ これはスゴクBIGなイベントでした!普段の何気ない思考〜マンガの創作にまで波及できる
リハビリです。なので、普段からある程度の整理箱を意識して発想すればまとまりのある思考を
復活できるかもと考えるも。あまりに先を想定し過ぎると、それが先入観になってしまい、逆に
ミスを誘発することもちらほら。(実際、このウッドピースの弁別でも、先入観から回答を言い直すことも
しばしば…)「コレってスゴク大切なことじゃない?」と先生から言われましたことが多々あったこ
とだけは思い出せるのですが…具体的な記憶が引き出せないです。そんなおぼろげ日記でし
た。次からはメモしますです。

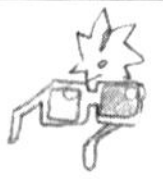

[第24回] 10月15日、火曜日

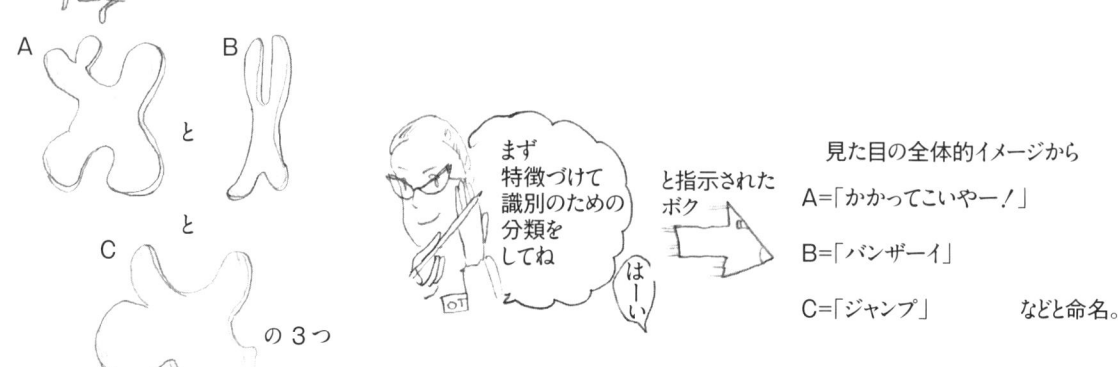

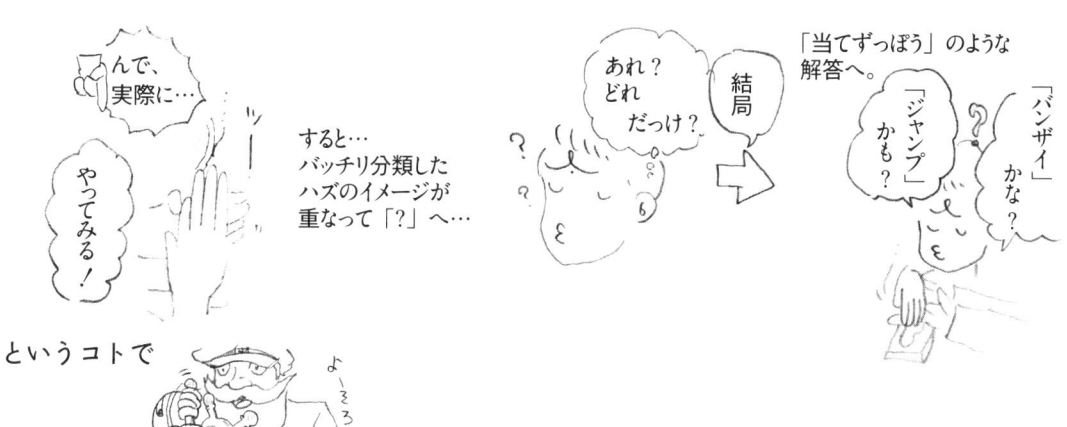

というコトで

すると…
今まで見えなかった世界（気がつかなかった要素）に注意が向くコトに。

それは「数」だったり「角度」だったりという「数理的な分析（＝思考）」でシタ！ 今までは大雑把などんぶり勘定で物事を捉えていたようです

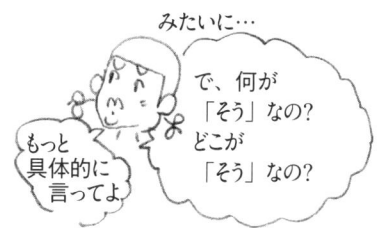

前の「3Dプレート」のうち、Aだけが、突起が「5」つだったという気づき！（他はみんな4コ）。
また、隣り合う2つの突起の角度にも違いがありました。「鋭角」＆「鈍角」だったり。

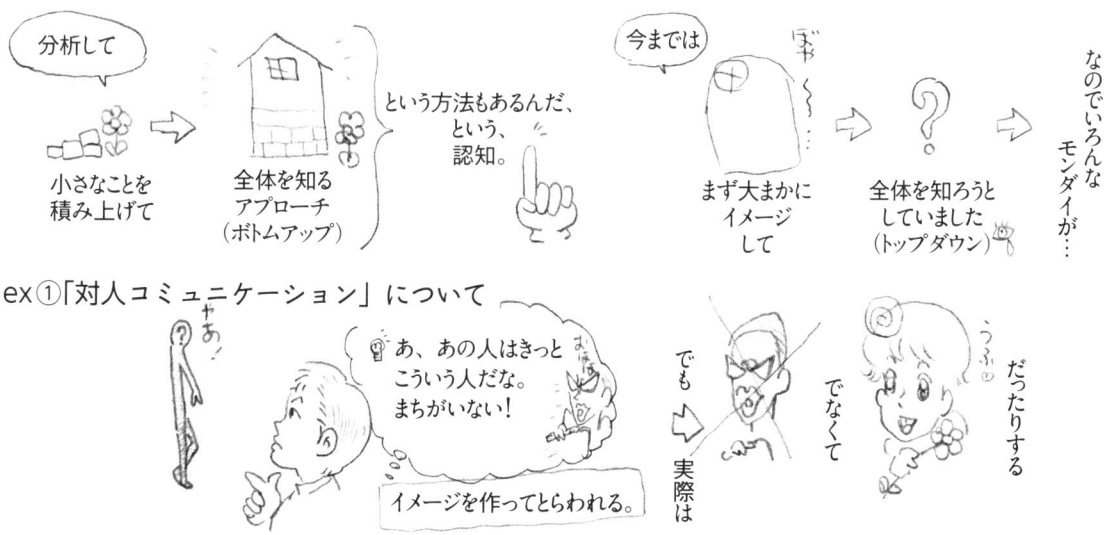

ex①「対人コミュニケーション」について

⇒ なので実情に沿わない対応をとる ⇒ ディスコミュニケーション

ex②「創作」について

でも 曖昧さの枠をでないので一向にストーリー展開していかず「未完」の山ができてしまう。

なので、

ex①なら、その人の細かなところ（良いとこ）（おもしろいとこ）（ステキなとこ）…etcに気づけるように。なるべく実像と一致した把握をするように。（円滑なコミュニケーション）

ex②細部もきちんと整理、組み立てをしてストーリー構成を（全体として）作る。（読み手に伝わる作品づくり）

分析する思考を身につける

[ふと感じたことを以下に]

①右脳が欠損しているハズなのに、イメージ思考が優位に、数理的思考が劣位に…？ ⇒ 機能局在のあやしさ。健康な頃も「数学」「物理」は苦手でした。「国語」「美術」が得意。なので右脳が無くても今まで培ってきた思考を活用していくことに。

②外力（他者からの押しつけ）でなく、自ら（アクティブに）「抑制」と「解放」ができるように！

③「高次脳機能障害」の「高次」という言葉の大まかさ。（その中にはきっと様々な階層があるハズ！）

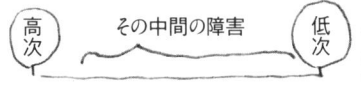
人から見れば「どーでもいいような」とるに足らないことで、意外と悩んで苦しんでいるんじゃないかなんて思うのデス。

よくドラマなんかで…

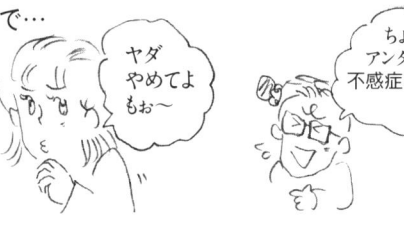

なんてやりとりがアリますが…。
そもそも「不感症」って…？

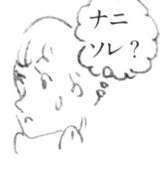
が機能していないとは考えにくそうなので…

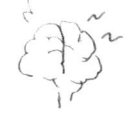
認知機能の不具合なんでは？　と、思い…

僕も（おっさんですが）　これからは「脳障害者ではなくて」

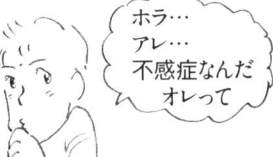

と言った方がカワイイ気がした
　　ある秋の日でした

藤田貴史の三部作

藤田貴史（ふじた たかふみ）プロフィール

1970年（昭和45年）、福岡県に生まれる。2002年、第13回「MANGA OPEN（講談社『モーニング』漫画新人賞）」において、自作「ミーマフ」が一次選考通過作品となったことから、漫画家生活が始まる。「桜だ!ハリー」「どんこちゃん」等。漫画連載の一方で医療福祉職に従事するも、2007年、脳動脈瘤破裂により立場が逆転。被治療者となる。現在は住み慣れた横浜で自身の経験と特性をフル稼動させ、年齢、性別、障害のあるなしにかかわらず楽しく生きられる社会をライフワークとして、障害と共存する漫画家として活動中。

2007年、脳動脈瘤破裂……
あの時、ボクになにが起こったのか！
そしてあの時から、
ボクになにが始まったのか？

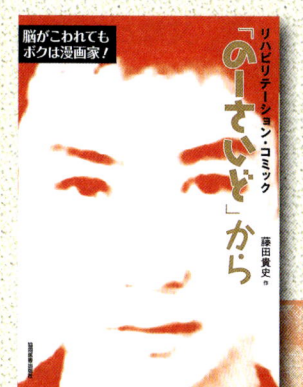

リハビリテーション・コミック

「のーさいど」から
脳がこわれても ボクは漫画家！

● B5判・64ページ　定価（本体1,200円＋税）　ISBN978-4-7639-4010-0

高次脳機能障害のリアリズム！

一度のぞいてみてくださいませんか?………
薄闇に包まれた高次脳機能障害の世界を一度お訪ねください。本当はどんな人にとってもすぐ手の届くところに入り口のある、危険で生きづらい不安な世界です。そんな世界に入り込んで帰れなくなった人たちの声も聞こえてくる本ができました。
………『壊れた脳 生存する知』著者、山田規畝子

協同医書出版社　〒113-0033 東京都文京区本郷 3-21-10　Tel.03-3818-2361／Fax.03-3818-2368　http://www.kyodo-isho.co.jp/

高次脳機能障害者の世界
私の思うリハビリや暮らしのこと
[改訂第2版]

山田規畝子●編著　山鳥 重●解説

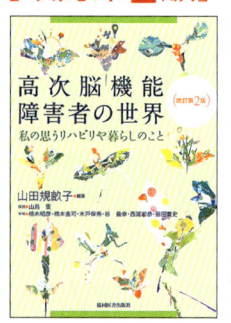

医師であり、自らもまた高次脳機能障害をもつ障害者となった経験をもとに書かれた著書『壊れた脳 生存する知』は大きな反響をもって迎えられ、テレビドラマ化もされました。本書はその著者が主にリハビリテーションの専門家に向けて書いた著書の改訂版。著者がこれまでの講演活動のために書いてきた文章を加え、医師、ソーシャルワーカー、障害をもつ当事者から寄せられたコラムも加えて、さらに充実した内容になりました。

● A5・188頁　定価（本体2,000円＋税）　ISBN978-4-7639-1070-7

高次脳機能障害のための認知リハビリテーション
統合的な神経心理学的アプローチ

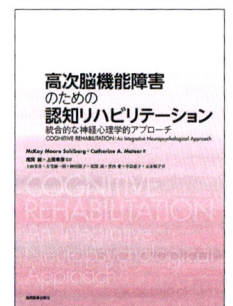

McKay Moore Sohlberg・Catherine A. Mateer●著
尾関 誠・上田幸彦●監訳

認知障害に対する注意過程訓練（APT）プログラムを開発した著者らが、注意や記憶、遂行機能といった基本的な認知障害だけではなく、アウェアネスの問題や認知コミュニケーション問題について詳しく記述。高次脳機能障害の評価・管理・介入そして支援までの具体的な指針となる一冊です。

● B5・440頁　定価（本体6,000円＋税）　ISBN978-4-7639-2132-1

当社刊行書籍のご購入について

当社の書籍の購入に際しましては、以下の通りご注文賜りますよう、お願い申し上げます。

◆書店で
医書専門店、総合書店の医書売場でご購入下さい。一般書店でもご購入いただけます。直接書店にてご注文いただくか、もしくは注文書に購入をご希望の書店名を明記した上で、注文書をFAX（注文受付FAX番号：03-3818-2847）あるいは郵便にて弊社宛にお送り下さい。

◆郵送・宅配便で
注文書に必要事項をご記入の上、FAX（注文受付FAX番号：03-3818-2847）あるいは郵便にて弊社宛にお送り下さい。本をお送りする方法として、①郵便振替用紙での払込後に郵送にてお届けする方法と、②代金引換の宅配便とがございますので、ご指定下さい。なお、①②とも送料がかかりますので、あらかじめご了承下さい。

◆インターネットで
弊社ホームページ http://www.kyodo-isho.co.jp/ でもご注文いただけます。ご利用下さい。

〈キリトリ線〉

注　文　書（FAX: 03-3818-2847）

書名	定価	冊数	書名	定価	冊数
「のーさいど」から 脳がこわれてもボクは漫画家！	本体1,200円+税		高次脳機能障害者の世界 私の思うリハビリや暮らしのこと　改訂第2版	本体2,000円+税	
「認知運動療法」日記 ボクは日々、変容する身体	本体1,500円+税		高次脳機能障害のための認知リハビリテーション 統合的な神経心理学的アプローチ	本体6,000円+税	
砂原茂一さんの『リハビリテーション』を読む 遠いビジョンを読み直す	本体1,800円+税				

フリガナ	
お名前	
お届け先 ご住所 電話番号	〒□□□-□□□□ 電話（　　　）　　－　　　　，ファックス（　　　）　　－
Eメールアドレス	＠
購入方法	□ 郵送（代金払込後、郵送） □ 宅配便（代金引換）／配達ご希望日時：平日・土休日、午前中・12〜14時・14〜16時・16〜18時・18〜20時・20〜21時 □ 書店でのご購入／購入書店名：　　　　　　都道府県　　　　　　市区町村　　　　　　書店

新刊のご案内および図書目録などの弊社出版物に関するお知らせを、郵送または電子メールにてお送りする場合がございます。　□ 希望する
記入していただいた住所およびメールアドレスに弊社からのお知らせをお送りしてもよろしいですか？　□ 希望しない

協同医書出版社　〒113-0033　東京都文京区本郷3-21-10　TEL（03）3818-2361
URL　http://www.kyodo-isho.co.jp/　FAX（03）3818-2368

[第25回] 10月29日、火曜日

[今日はインタビュー主で]

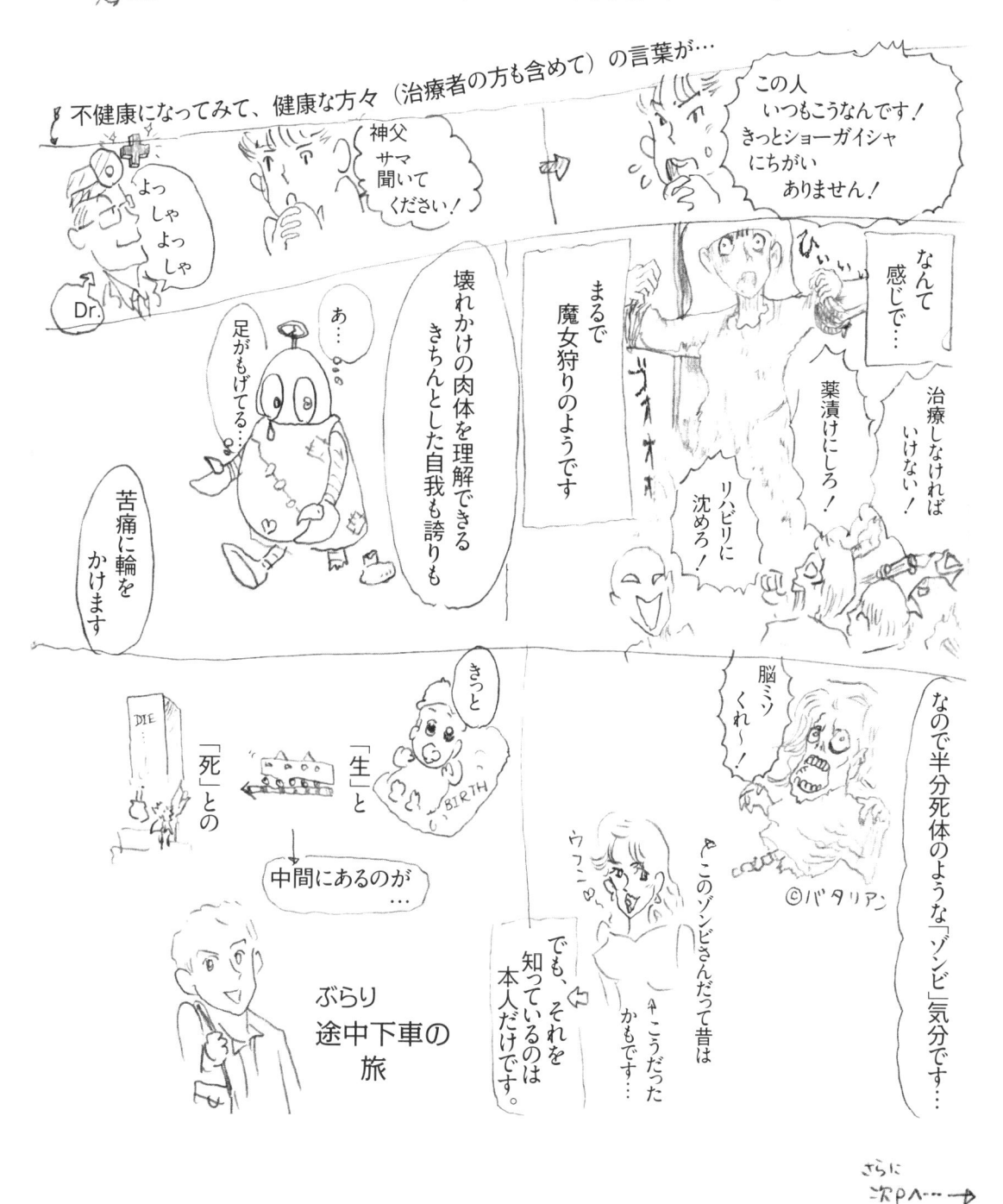

以下、胃か、ネガティブに聞こえそうですが…マジ、真剣、リアルに…デス

不健康になってみて、健康な方々（治療者の方も含めて）の言葉が…

よっしゃよっしゃ
Dr.

神父サマ聞いてください！

この人いつもこうなんです！きっとショーガイシャにちがいありません！

なんて感じで…

治療しなければいけない！

薬漬けにしろ！

リハビリに沈めろ！

あ…
足がもげてる…

壊れかけの肉体を
きちんと理解できる
自我も誇りも

まるで
魔女狩りのようです

苦痛に輪をかけます

脳ミソくれ〜！

なので半分死体のような「ゾンビ」気分です…

©バタリアン

このゾンビさんだって昔はこうだったかもです…

でも、それを知っているのは本人だけです。

きっと
「生」と
BIRTH
「死」との
DIE
中間にあるのが…

ぶらり
途中下車の旅

さらに
次Pへ…→

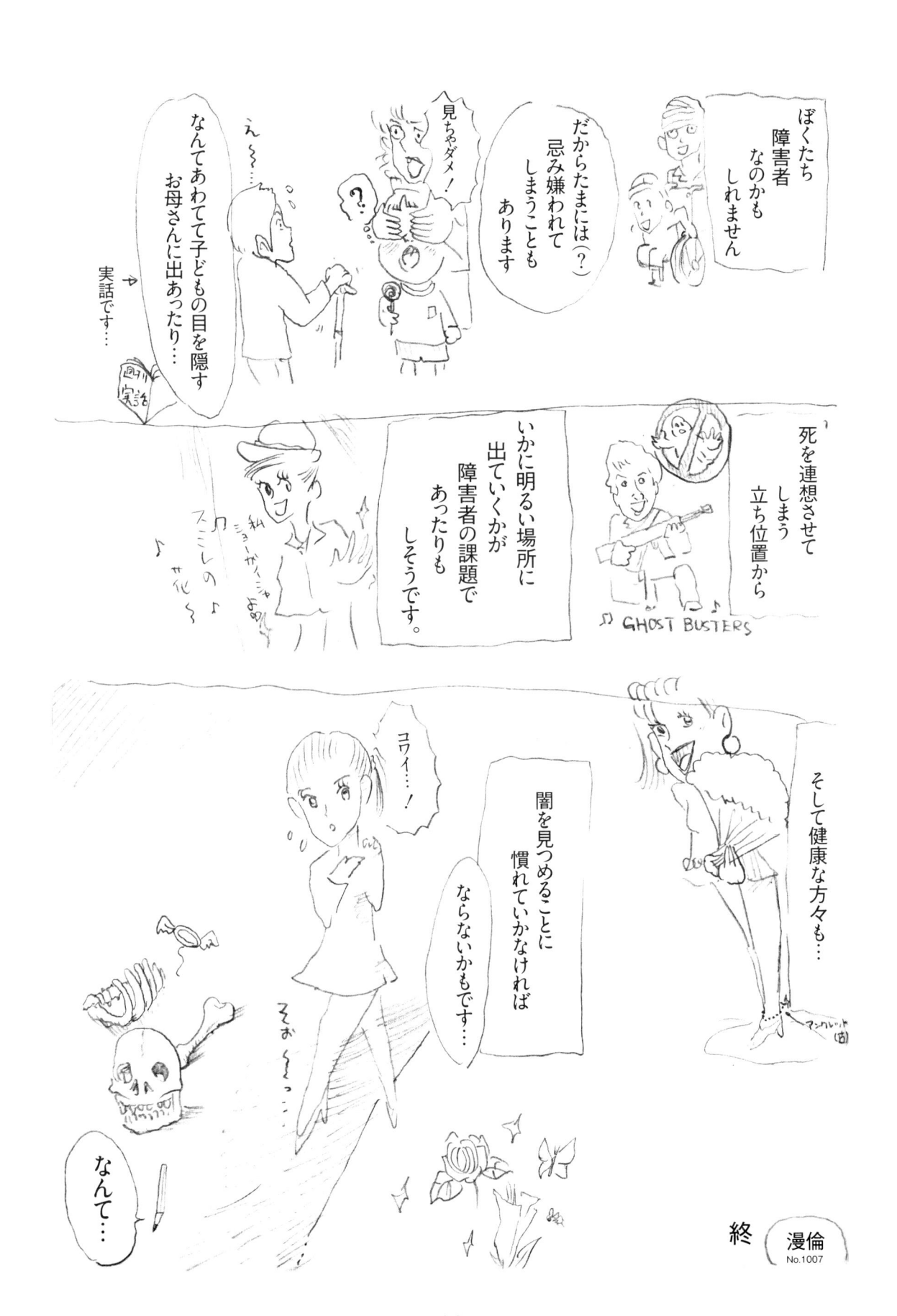

ぼくたち障害者なのかもしれません

だからたまには(?)忌み嫌われてしまうこともあります

見ちゃダメ！

なんてあわてて子どもの目を隠すお母さんに出あったり…

え〜…

実話です→

死を連想させてしまう立ち位置から

♪GHOST BUSTERS

いかに明るい場所に出ていくかが障害者の課題であったりもしそうです。

私ショーガイ者よ〜♪

そして健康な方々も…

闇を見つめることに慣れていかなければならないかもです…

コワイ…！

なんて…

終　漫倫 No.1007

[第26回] 11月5日

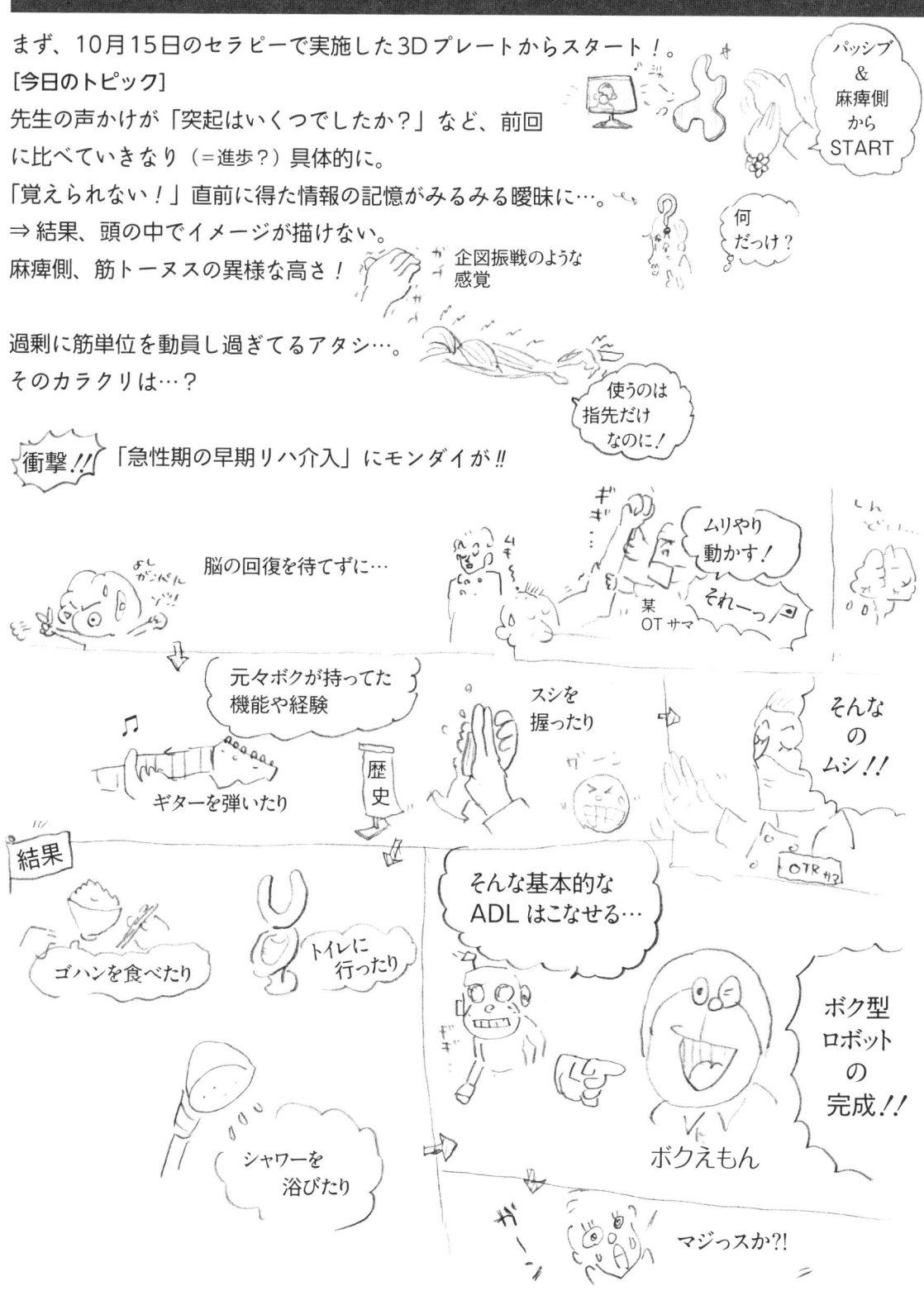

まず、10月15日のセラピーで実施した3Dプレートからスタート！。
[今日のトピック]
先生の声かけが「突起はいくつでしたか？」など、前回に比べていきなり（＝進歩？）具体的に。
「覚えられない！」直前に得た情報の記憶がみるみる曖昧に…。
⇒ 結果、頭の中でイメージが描けない。
麻痺側、筋トーヌスの異様な高さ！

過剰に筋単位を動員し過ぎてるアタシ…。
そのカラクリは…？

衝撃!!「急性期の早期リハ介入」にモンダイが!!

- パッシブ＆麻痺側からSTART
- 何だっけ？
- 企図振戦のような感覚
- 使うのは指先だけなのに！

脳の回復を待てずに…
- ムリやり動かす！
- 某OTサマ
- それーっ

元々ボクが持ってた機能や経験
- ギターを弾いたり
- 歴史
- スシを握ったり
- そんなのムシ！！

[結果]
- ゴハンを食べたり
- トイレに行ったり
- シャワーを浴びたり
- そんな基本的なADLはこなせる…
- ボクえもん
- ボク型ロボットの完成！！
- マジっスか?!

なので、テンコ盛りになり過ぎてる配線をもう一度可塑！

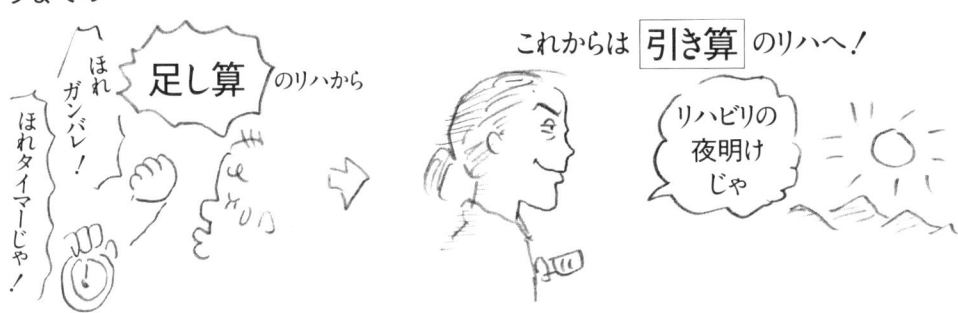

今までの…　足し算 のリハから　→　これからは 引き算 のリハへ！
ほれガンバレ！ほれタイマーじゃ！
リハビリの夜明けじゃ

なので、とりあえず
「動作に形容詞等々をつけて、イメージしやすくしてみよう！」ということに。
Idea 「air（エア）」＆「wind（ウインド）」
Step① 「air」で「涼しさ」・「リラックス」を感じてみる。静的イメージ＝点
Step② 「wind」で①で感じたイメージを動的に感じる。＝線　と

まず！
「エア！」リラックス肢位　⇒　「ウインド！」リラックス動作
なんていかがでせう？

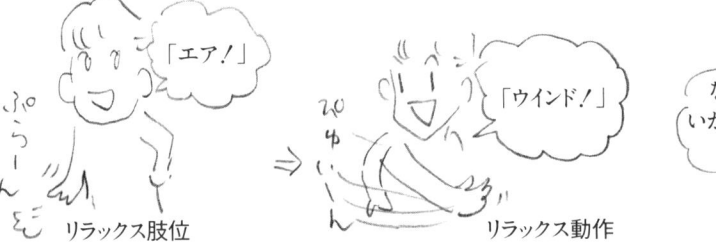

[第27回] 11月12日、火曜日

①まず、前回の「動きに形容詞をつける」という課題
　「air」＆「wind」byフジタは形容詞ではなく「動作命令」だった。⇒ なので、仕切り直し。
②（分かりやすく）いつものマッチョ＆モッコリ Men's Photo を利用して…
　この男性の動作に形容詞をつけてみて！ とセンセイ。
　「歩行周期」の連続写真（複数枚）

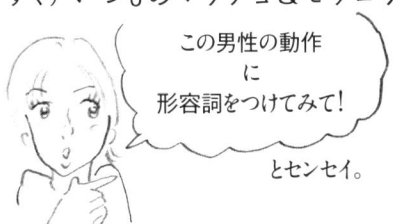

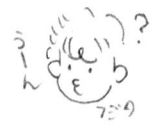

スタート。「たくましい」や「大きな動き」などの素朴な表現から「ROMをフルレンジに使っている」や「多関節を駆使している」などの、こまっしゃくれた言葉へ突入…
反対に…自分（フジタ）の動作を形容してみる。
「しとやか」「狭い動き」「抑制された動き」
　⇒「椅子に縛られて手が届かないような」

生理学・解剖学の洗脳…
BRAIN WASH

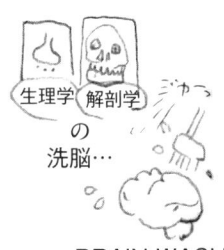

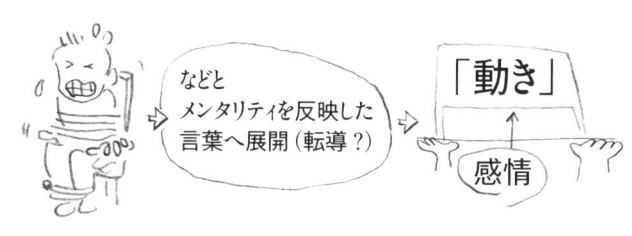

「動作」は
・感情から始まったり
・感情によって変化したりする
なので
・動作を感情で形容したり
・感情を認知することで動作を変化させたりも可能。

→ などとメンタリティを反映した言葉へ展開（転導？）→「動き」↑感情

③家族・本人・セラピストの三者カンファ

結果→ 会話内容を本人は客観的に認識できないとの意見が。⇩どうして？
　　障害者である自分をテーマに会話されることそのものが精神的に苦痛なため…感情に脳が支配されてしまう。「健康」というベルリンの壁…

[シメのひと言]「何を　どうやって　伝えたいか？」⇒ 手段と目的を明確に！⇒ 運動の調節につながっていく…。

[第28回] 11月19日、火曜日

先週のカンファ振り返りから
①ボク（フジタ）は感情を抑えがちの様子、②伝えるべきことはきちんと伝えた方が解決する

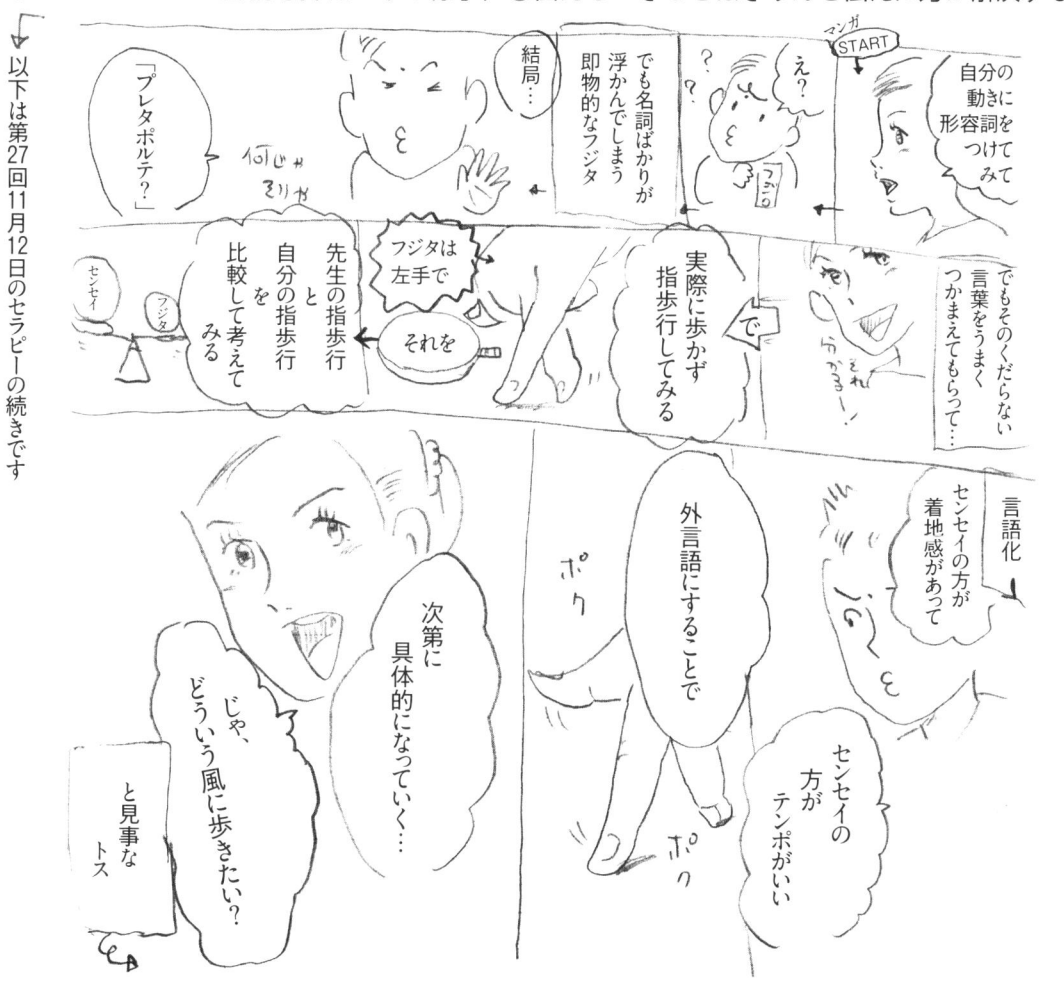

↓以下は第27回11月12日のセラピーの続きです

マンガSTART

自分の動きに形容詞をつけてみて

え？

でも名詞ばかりが浮かんでしまう即物的なフジタ

結局…

「プレタポルテ」
何じゃそりゃ

でもそのくだらない言葉をうまくつかまえてもらって…

センセイ　フジタ
先生の指歩行と自分の指歩行を比較して考えてみる

フジタは左手でそれを

実際に歩かず指歩行してみる

で

言語化
センセイの方が着地感があって

ポク

外言語にすることで

センセイの方がテンポがいい

次第に具体的になっていく…

じゃ、どういう風に歩きたい？

と見事なトス

33

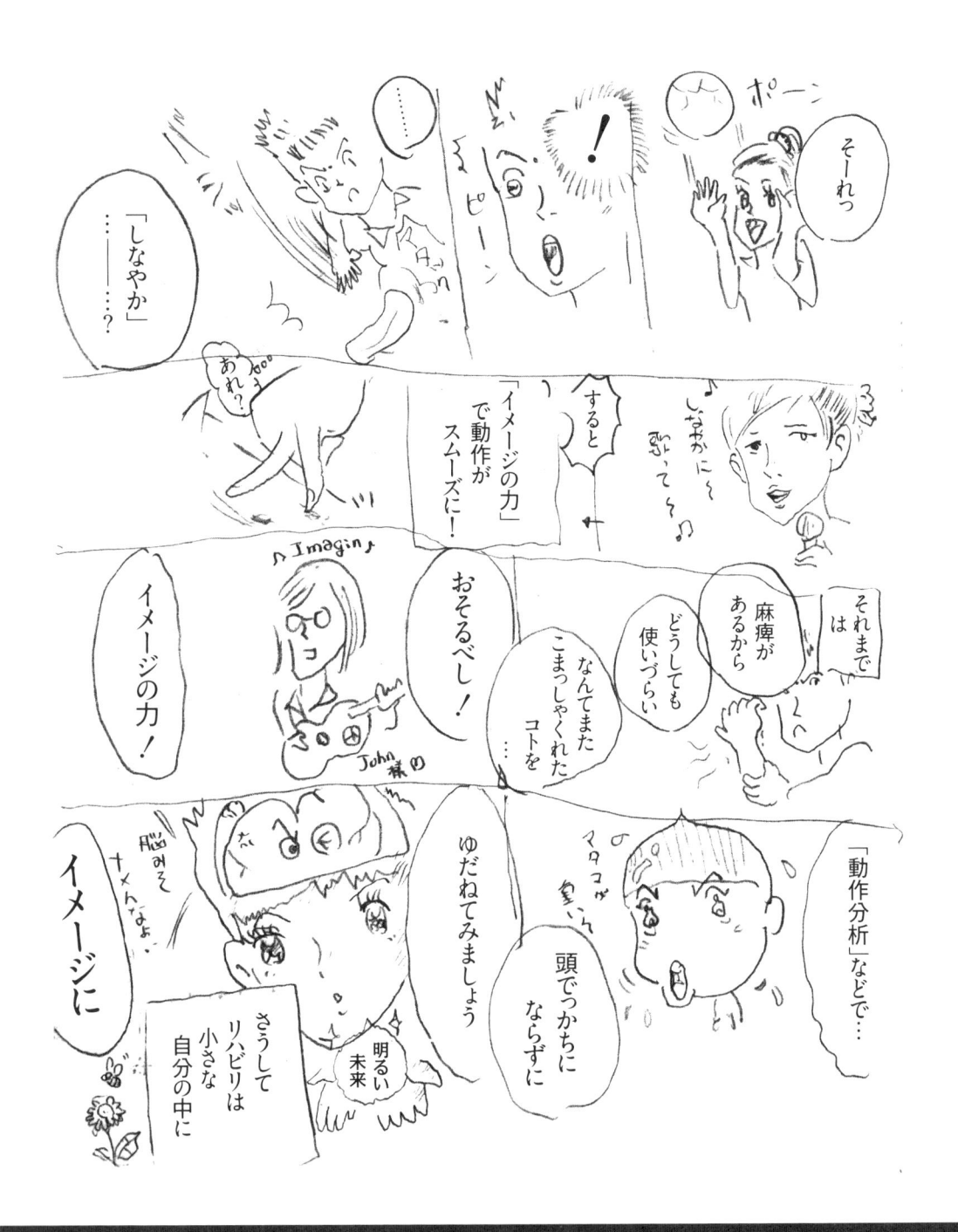

[第29回] 11月26日、火曜日

バタバタと、日々の生活に追われているうちにノートのまとめをするのを　すっかり　忘れてしまっていましタ…。なので、メモ＆おぼろげ記憶エビデンスでスイマセン…。
以下、まとめです…
①何気なく描いた「指歩行」の絵に左右の反転が…出現！

小指と薬指で歩いてたり

別セラピーのエアロビ＆ボクササイズでも、この「左右」の模倣に
モンダイが…。
対面するインストラクターの先生のお手本、自分に置き換えること
ができないのです… 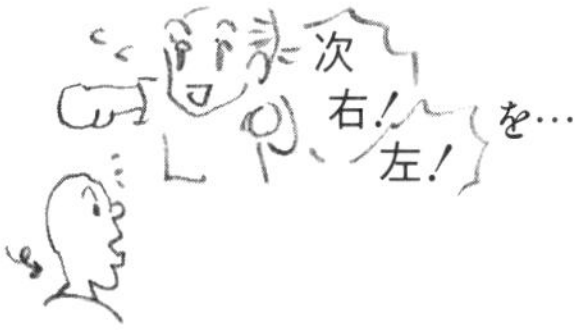
自分で先生を真似て動作すると、やっぱり**左右が逆!!** になっているのでした。

② 「書く」という行為にイメージをつけてみる ⇒ 「ガリガリ」「さらさら」等々…。⇒ イメージで
描画の線自体が変化し（＝動きが変化）、表現する単語も変化（＝目的の変化？）。

③ 「自分の身体」と「物（道具？）」とを結ぶ「要素」について考察する。考えた結果 ⇒ テーマは
「目的」・「経験」・「感情」ということに。

　例）「ギター」＝「こんな音を出したい」「あの曲を弾こう」等々…
　　　「フライパンのあおり」＝「ふわふわのオムレツが作りたい」⇒ **動作もスムーズに！**　｝目的！を持つ

④ 「小さな筒」を転がしてみよう（右手から始めて ⇒ イメージを左手に転送）。言葉で動作を
イメージ化 ⇒ 「ツー…」のイメージで。　｝セラピーでの経験！

そして「いきいき」・「のびのび」でやってみる ⇒ 言葉によって動作も肢位も変化。
「イメージ無し」⇒ 大雑把な肢位と粗雑な動き、使う部位は指腹べったり。「イメージ有り」⇒ より繊細で巧緻的な動き、使う部位は指尖でコロコロ…　｝感情！を利用する

[第30回] 12月3日、火曜日

① セラプラスト（粘土）を使ってみよう！
ルールとポイント　「両手動作」・「開眼（見ながら）」・「曖昧・抽象でない図形を作る！」
　　　⇩ Let's begin 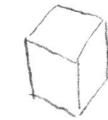
「キューブ」（立方体）を作ろう！
幾何学得意なセンセは…
軟らかい材質にもかかわらず四角四面なキューブを制作

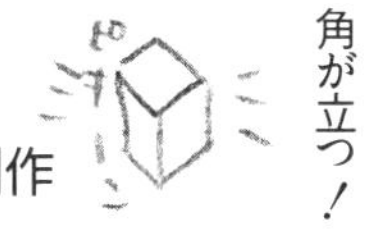

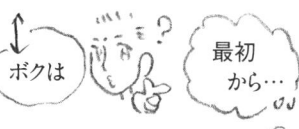

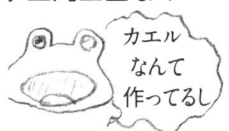

反面　ボクは　最初から…　カエルなんて作ってるし

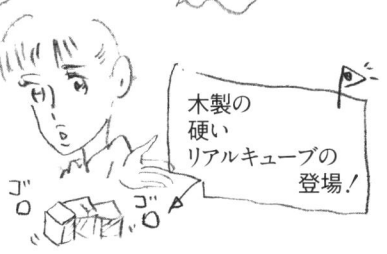

そこでまた見事な切り替え!!　木製の硬いリアルキューブの登場！
んで、触ってみる！　やっぱカタイヤ！

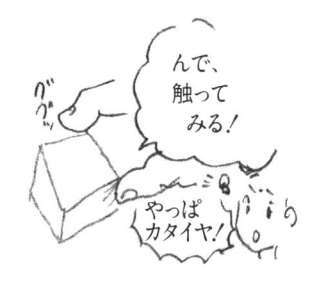

木製は、角が固定されて　当然形が崩れない
粘土は、力を入れる方向にどんどん形が変化していく ⇒ 形が一定にならない
　　　⇩ 比較して
「どうすればより正確な立方体が作れるか？」を考えてみる

① 粘土を押す力をなるべく同じ力加減にしたい → ② 関節の角度をなるべく均等にしてみる

でも、先生の「キューブ」の完成度にはかなわず…

センセ（角砂糖みたい）　ボク（噛んだハイチュウみたい…）

なのでやっぱり…しっかりとイメージしてみるコトに

ということで、来週、何の「図形」を作りたいか考えてくることに。

[第31回] 12月10日、火曜日

まず、「左右反転」のモンダイ…。　ケイとミー　が　ミーとケイ　みたいな♡

(A)
対面に座った先生が作る積み木の組み合わせを…
先生から見た視界を想像して組み合わせる（真似る）。
すると
さまざまなバグが発生。　上下・左右が逆だったり…（紅白のキューブ）

Let's begin

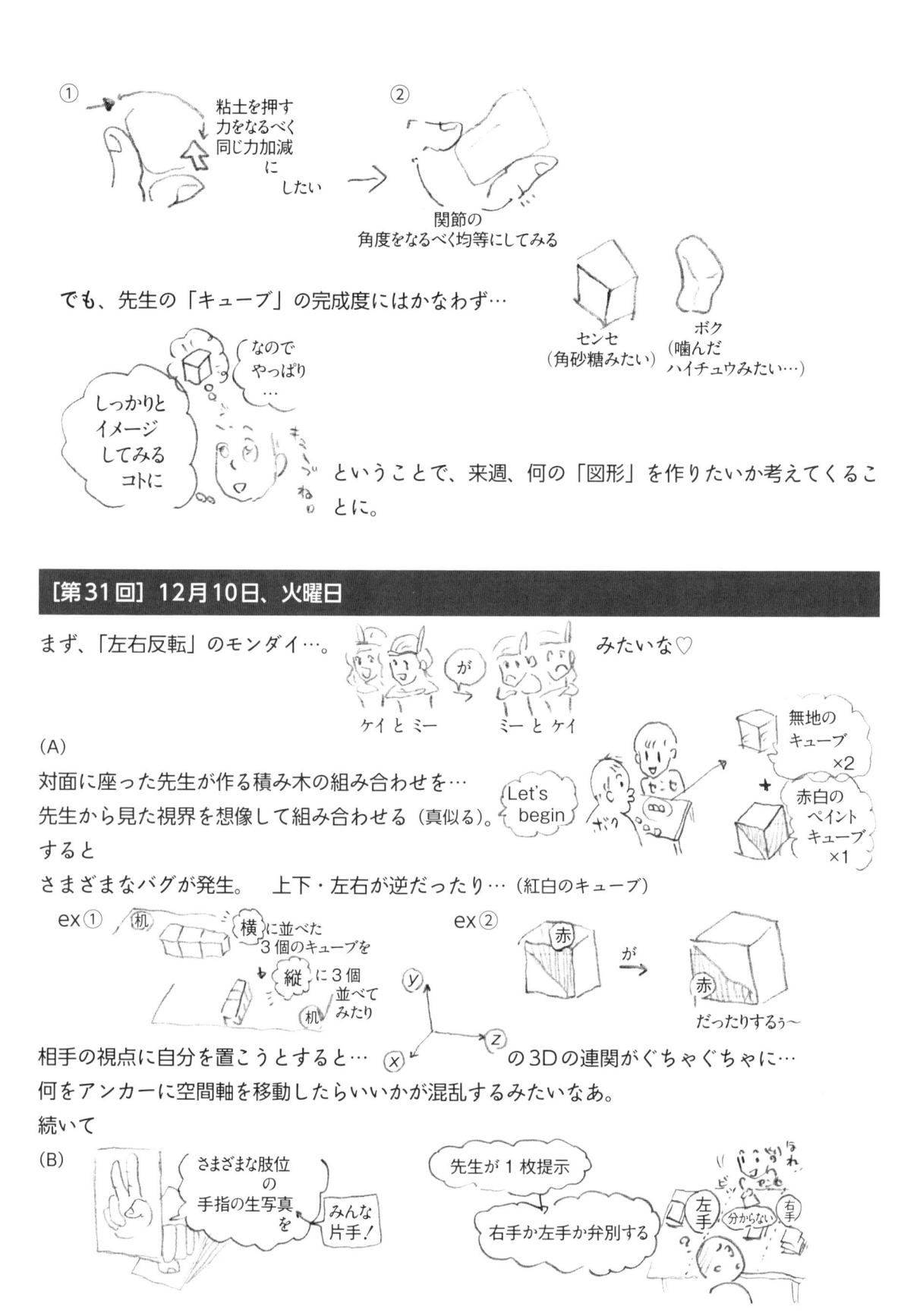

無地のキューブ×2 + 赤白のペイントキューブ×1

ex① 机　横に並べた3個のキューブを　縦に3個並べてみたり　机

ex② 赤　が　赤　だったりするぅ～

相手の視点に自分を置こうとすると… x,y,z の3Dの連関がぐちゃぐちゃに…
何をアンカーに空間軸を移動したらいいかが混乱するみたいなあ。
続いて
(B) さまざまな肢位の手指の生写真を　みんな片手！

先生が1枚提示
右手か左手か弁別する
左手　分からない　右手

終了後、自分の手（右or左を判断しつつ）を使って動作でカクニンする！

36

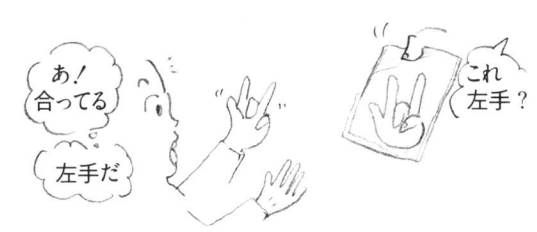

シメに
1枚選んだ写真の肢位を口頭で説明して
先生に再現してもらう。

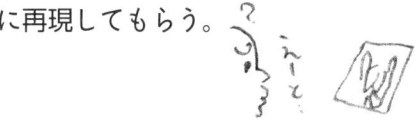

結果　まず大雑把なイメージで全体として伝える傾向があった。（「影絵のキツネみたい」等）

分析　アナライズ！
コユビが曲がって…人差し指は伸びて…

を→きちんとどこの指がどうなっているかを観察・提示するように修正！

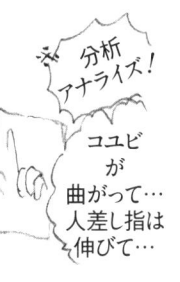

何だか 脳 が疲れているのか、整理がつかない様子なボクの 脳
⇒ という具合で、動作も、思考も、感情も、行為（マンガ）も、脳から派生する
　全ての結果が日々揺らいでしまって（健康だった頃のような）安定したパフォーマンスが出せなくて悩んでマス。
[ふとした気づき] 子どもの遊びの効果音の効果!!

なんて音として発語することで、行動を調整しているような…。
なので、ギターも　　　　　　　　　とかやってみる。

⇒ ジョージ・ベンソンというギタリストが、ギターソロを口で歌
　いながら同時に弾くのですが、それもイメージと行為の結びつ
　けのように思います。
色々ありましたが
まとめ①　置き換えて考えてみよう。コミュニケーションも動作も。

まとめ②？「ヘルパー対策」
　「ぼくはできる。」から
　　　　　　　　　　の美学へ

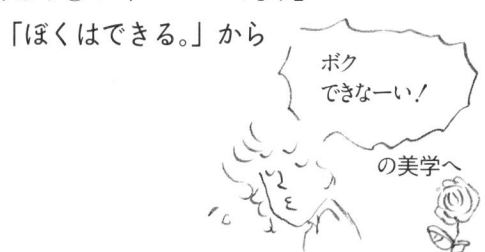

相手もプロなんだから、自分だけで処理しようとしないで
⇒ 預けてみよう！
ガンバロウとし過ぎてたこともある意味で「反転」でした…。

[第32回] 12月17日、火曜日

近況インタビューから。
再び降臨　手の写真たち
☆まずセンセイが3列の写真を並べます。

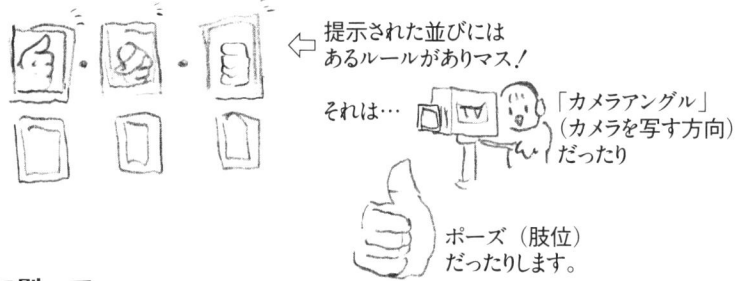

←提示された並びには
あるルールがありマス！

それは…「カメラアングル」
（カメラを写す方向）
だったり

ポーズ（肢位）
だったりします。

そのルールに則って…

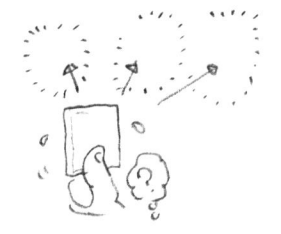

空キスペースに僕（フジタ）が残った写真を並べて、
ルールに基づいたグループを作ります。 ウィスコンシンカードよりも全然楽しいセラピー♪

でも 縦のルール と 横のルール が
同時に"ある"ってコト

僕は1つのルールを見つけると、
そのルールでしか行動できませんでした。

そのことをこれまでは「注意障害」の「固着」だなんて評価されていました。
でも多分、反対に色々なルールに気づいて。？…と試行錯誤すれば「転導」と評価されたことでしょう。

しかし！　目からウロコが！　今回のケースに限って言えば、
「注意」機能ではなく、思考の「関連づけ」が犯人でした。
ⒶとⒷという概念を単純に捉えずに　Ⓐだけ　Ⓑだけ
Ⓐ＋Ⓑ×X＝…という具合に思考の制限（抑制）から解放されることに出口があるように思いました。

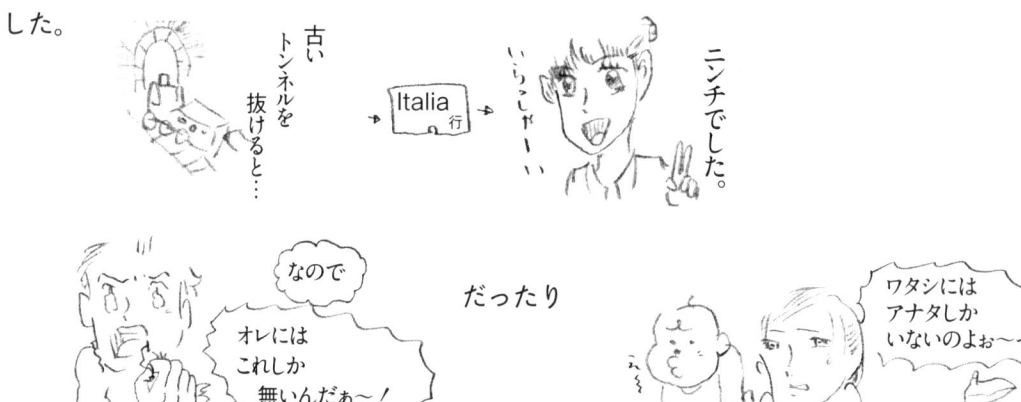

ばっちゃん
の名に
かけて！

古いトンネルを抜けると…

→ Italia
　行 →

いらっしゃ〜い

ニンチでした。

なので

オレには
これしか
無いんだぁ〜！

だったり

ワタシには
アナタしか
いないのよぉ〜っ

お・い・と・い・て

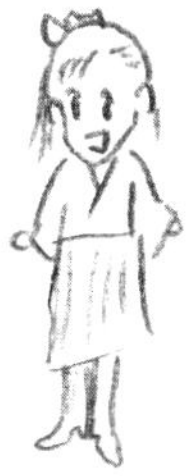

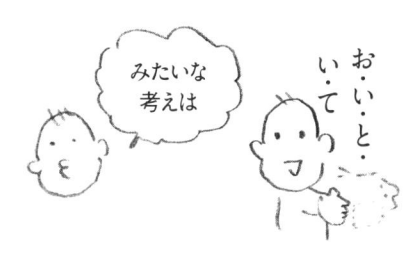

みたいな考えは

色々あるってコトや　まだまだ先があるってコト

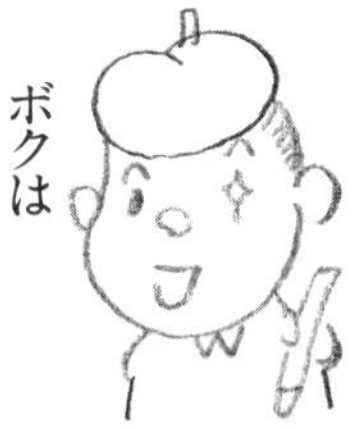

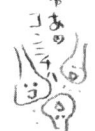

みたいに　　　シナプスちゃん達を自由にしてみたいと思います。

そして　今一番大切なマンガ創作に活かしたいと存じます。

ボクはマンガ家ナリ

[自分で考えたex.]
① デッサン人形を
② 目をつぶって上肢だけてきとうにポージングする
③ 開眼して人形と同じポーズをとる！

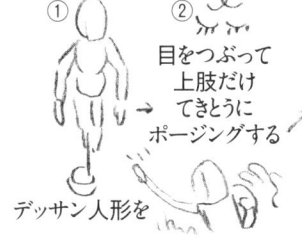

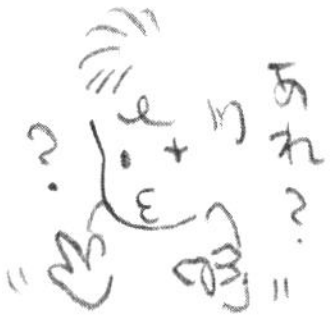

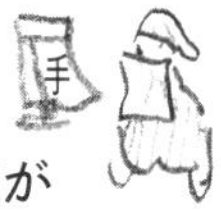

結果…
6割程度の正解率でした。
（左右反転はつづきそうです…）

[第33回] 12月24日、火曜日

① まずは「hand photo」から（前回とほぼ同様な物）
⇒ 先生から写真を1枚提示されて
⇒「この写真と同じ手で同じポーズをとってみて」とお題が
A はじめに「全部、右手です」と言われているのに、右手か左手か迷う僕。
B 複数枚の上記写真を先生が理解できるように、グループ分けをしてみる。

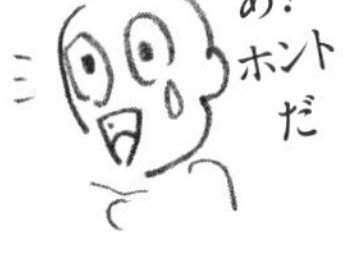

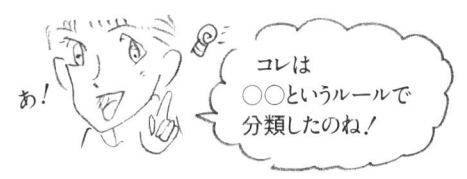

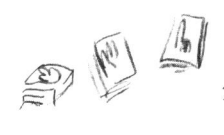

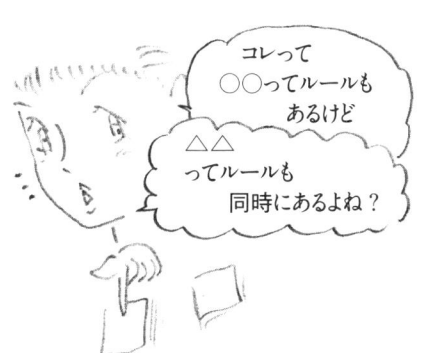

コレは○○というルールで分類したのね！

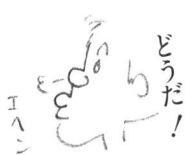

どうだ！

コレって○○ってルールもあるけど△△ってルールも同時にあるよね？

しかしながら指摘されると…
複数のルール（共通項）が同時に存在しているコトにまたしても気づかされる…

あ！ホントだ

「ちがうがな」「ナゾは解けた！」

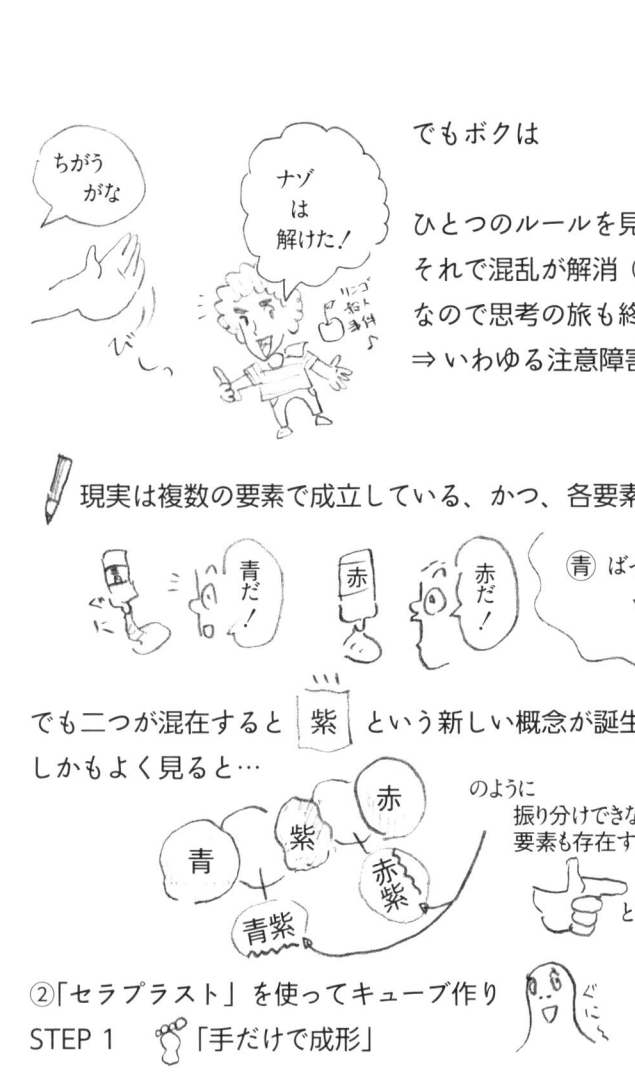

でもボクは

ひとつのルールを見つけると…
それで混乱が解消（解決）したように思ってしまう。
なので思考の旅も終了
⇒ いわゆる注意障害の「固着」といわれる状態に…

✏️ 現実は複数の要素で成立している、かつ、各要素の量もまちまち。

「青だ！」「赤だ！」　⑨ばっかりの世界 ＆ ㊨ばっかりの世界

でも二つが混在すると 紫 という新しい概念が誕生！
しかもよく見ると…

青　紫　赤
青紫　赤紫

のように振り分けできない要素も存在する！
という気づき！

② 「セラプラスト」を使ってキューブ作り
STEP 1 　「手だけで成形」

STEP 2 　「木製の（カタイ）キューブ」を触って感触を確かめる！

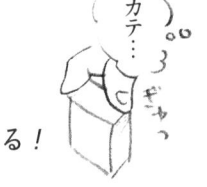

STEP 3 　「STEP 2のカタイキューブ（2個）を道具として使って成形する」
　　　　　「拮抗」する力のバランスが肝要！

だからといって「ほれ」「えいやっ」ぐにぐに

いつまでも作業を止めないと
「せっかくできた面や角も」「結局」
元のもくあみに…

なので
動作（作業）終了の判断とタイミングもとても大事！

⇒ これぞ 認知！　　「リハビリの夜明けじゃ」

なので…

木製の硬いキューブを触って感覚として理解すると同時に…

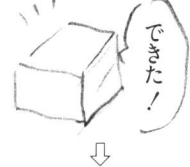

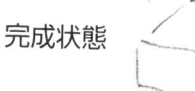

完成状態　「できた！」　のイメージを確立することも重要

ジリリ…　という「ゴール設定」を自分で自覚する！

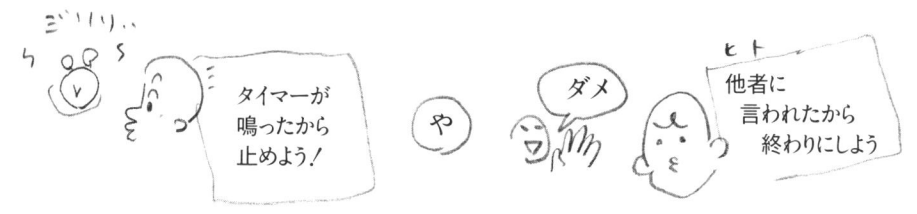

「タイマーが鳴ったから止めよう！」　や　「ダメ」　ヒト「他者に言われたから終わりにしよう」

でない自分の「システム構築」を意識する。

なので　結局
「メタ認知」なのか…
と思いました。

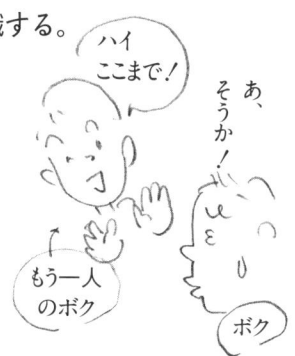

「ハイここまで！」　「あ、そうか！」　もう一人のボク　ボク

Cf. 山田先生の言うところの「前子ちゃん」みたいなイメージです。（ちなみに前頭葉の例えです。）

[第34回] 2014年1月7日、火曜日

今日からセラピーの開始時間変更で、11時でなくて、10時20分スタートでした。

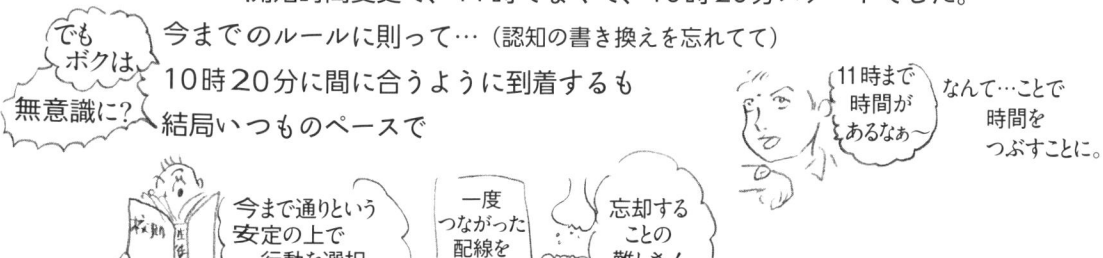

でもボクは無意識に？　今までのルールに則って…（認知の書き換えを忘れてて）
10時20分に間に合うように到着するも
結局いつものペースで

「11時まで時間があるなぁ〜」なんて…ことで時間をつぶすことに。

「今まで通りという安定の上で行動を選択してしまう」　「一度つながった配線を」　「忘却することの難しさ！」

⇒ で結局遅刻

⇒ というコトでショート版でスタートした本日のセラピー
基本インタビューで。しかし侮るなかれ「会話」を！

⇒ 入力されたさまざまな情報を「外言語」として出力する！

⇒ この一連のサイクルが及ぼすRiha効果！

色んなセラピストの方々にお会いして、「インタビューの拙劣さ」「重要性の無視（事前情報の入手を意識しないセラピストさま）」の方が多数派だったようです。今の私にできることは何か？というピュアさが、結局、要かもしれません。患者とセラピストさんもお互い補い合えるカンケイになれれば理想のように思います。「交流」ですね。

⇒ しかし、認知や抑制の落ちた患者さんにどこまでOPENにしても安全なのか？という医療者の不安が障壁なのかもですが。

ケイケンして思うのは、結局、医療も福祉も他人の不幸の上に糧を得る職業なんだなぁというコトです。

多分医療は、決して正義や十字軍ではないという謙虚さが要なのでしょう。なんて、両方の世界をのぞいてみて思いマス。

なので「自分にできるコト」「したら良いと思うコト」「してあげたいコト」なんてシンプルな出発点が結局、基本かもしれません。

[第35回] 1月14日、火曜日

① 「OT World Cup？」というイベントの話題から、他国＆多国の違いからくる「生活文化」の違い ⇒ リハのアプローチや目的（到達目標）も違ってくるのでは？ ⇒ 比較することも面白いかも。という流れに。

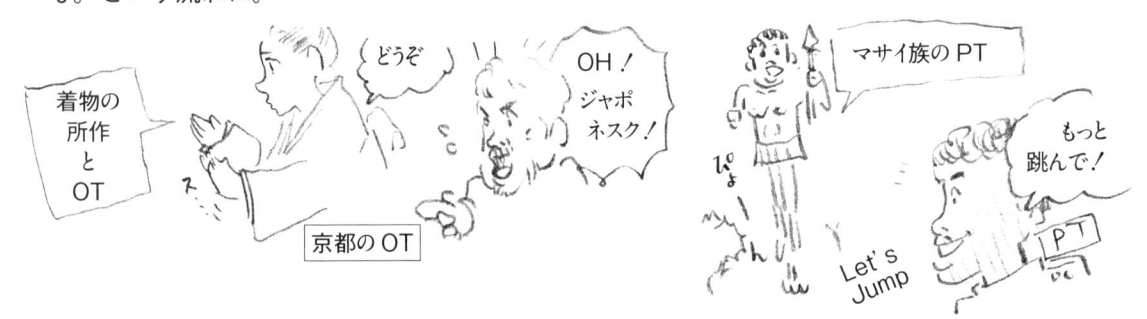

② 「身体の延長としての道具」

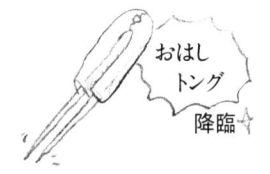

⇒ 道具を使って感覚の弁別をしてみる

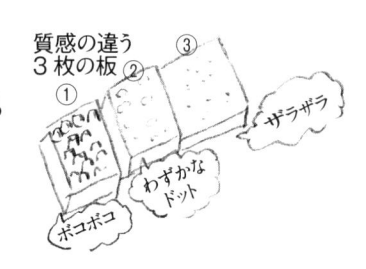

やってみて気づいたコト

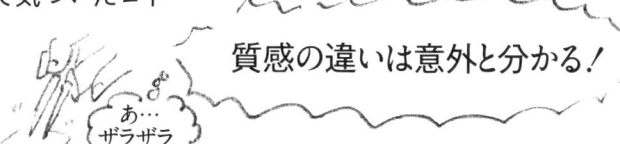

質感の違いは意外と分かる！

あ…ザラザラ

ところがドッコイ　びっくりするような「落とし穴」が…

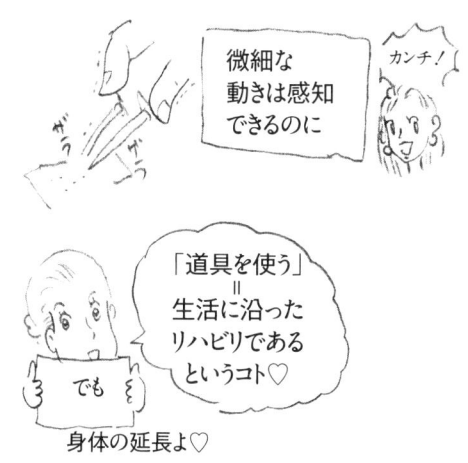

微細な動きは感知できるのに

カンチ！

ココはどこ？

私はダレ？

触っている領域が分からない…

つまりは

板の大きさそのものを認知できない！

「道具を使う」＝生活に沿ったリハビリであるというコト♡

でも

身体の延長よ♡

ちょっとしかなかったり

どこまでも続いているかのようなフシギな感覚

③本日の〆め

今日もがんばれ！　セラプラストキューブ作り！
とりあえず、四角四面を目指して製作！
やりながらふと…　シュミでスシを握ってた頃の感覚を思い出す

するとあまりに突然！
しかもスムーズに「キューブ」完成！！

えっ！

自分でもビックリ

それは多分「自分の中に存在する記憶（感覚や運動の）」にアクセスできた瞬間であると同時に「完成形（ゴール）をイメージする」ということができた瞬間でもあった、ようです。

ちょっと脱線。「自己中（ジコチュー）のススメ」

⇒ 傷ついた自分に初めに手をあててくれるのは他人かもしれないケド、自分の傷と向き合えるのは自分だけ。癒しは ⇒「自分にふさわしい方法で」なきゃダメ。

㋝「7」という数字を理解するのに、「2と5」に分けたり「3と4」に分けたり色々なアプローチがあるけども。それを「7」は　　　「7」だろ！！　みたいに押しつけるのは止めにして欲しい。

⇒ もちろん、初めは「具体的な提示」をなぞるのもひとつですが

⇒「抽象的な」事柄に含まれる可能性や汎用性にも気づけるようにサポートしてあげて！

何だか

オレはこんな刺激を考えた！！

みたいに「刺激」の創出と適用がセラピストの腕の見せどころ！
みたいになっているフシがありましたり、
永遠にその方法に固執し続けるようです。

家族は

禁止

ダメゼッタイ！！

掟を守れ！

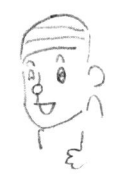

なので 「ショーガイシャ」は永遠に社会から拒絶され続けるコトになりそうです。

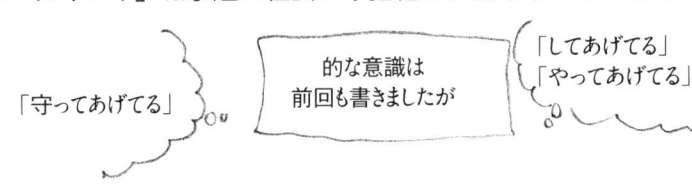

「守ってあげてる」 的な意識は前回も書きましたが 「してあげてる」「やってあげてる」

も同じです。

以前よりも能力が劣ってしまったとは言え、共に社会（世界）を構成する仲間なのだと思ってほしいデス。

多分 本当の尊重 とは…

できないことにフタをして代打をしてあげることではなく、できることをできるようにサポート（環境整備も含めて）してあげて、患者の「有用感」や「自己肯定感」こそを守ってあげるべきでは？

なので、障害者が困っている状況に出くわしたら
「手を貸してあげよう！」「助けてあげよう！」ではなくて
どうしたら解決できるか？ の花が咲くように
腕をふるって頂きたく存じマス。

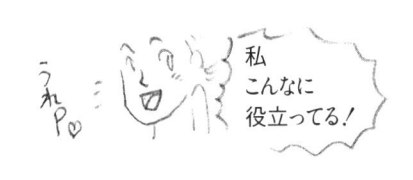

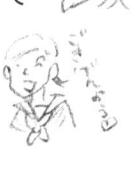

[第36回] 2月4日、火曜日

[考察・気づいたことetc]

デッサン人形・写真・モデルを使った描画テスト6回中

　左右正しい：3　　正解率50％　⇒　※反転しているのは全て　**人形の右手‼**
　左右反転：3

　まるで　左手を　⇒　に右に移植したかのよう

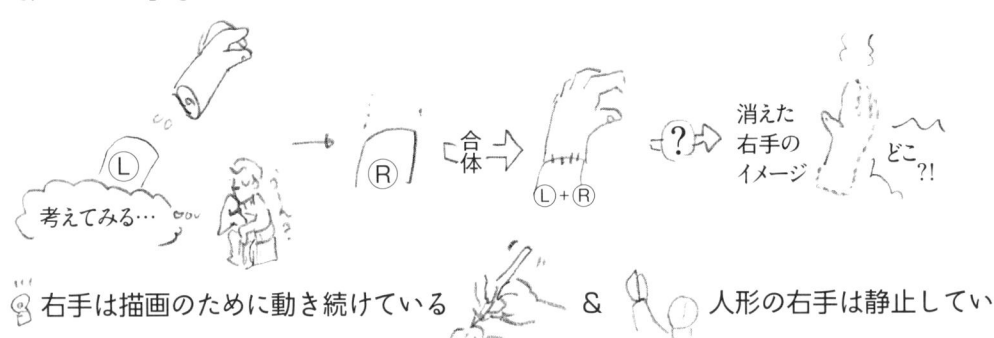

右手は描画のために動き続けている　&　人形の右手は静止している

静止した左手と静止した人形の手のイメージが重なったのでしょうか？
⇒ 単純に相手（人間）の立場に自分を置き換えることに失敗している様子。
質問 左側の「無視」や身体「失認」症状との関係はないのでしょうか？

しかし、間違った絵が完成する…⇒ 反転していることに気づく！ことは大きな進歩。
さらに、特徴が！⇒ 気になっているところ（注目している箇所を巨大に描く傾向が！）
例「手を描こう！」　手デカ！　顔小さ!!

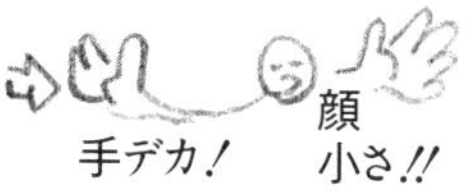

※反転は完成すれば気づくが巨大化は完成しても気づかない！ 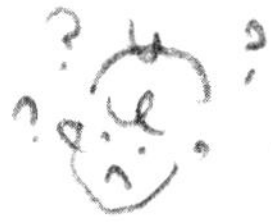　　なぜの嵐？
なので、まずは　・注目したところを大きく描く
　　　　　　　　・左右反転の場合がある
　　　　　という傾向をもっていることを認識しよう！

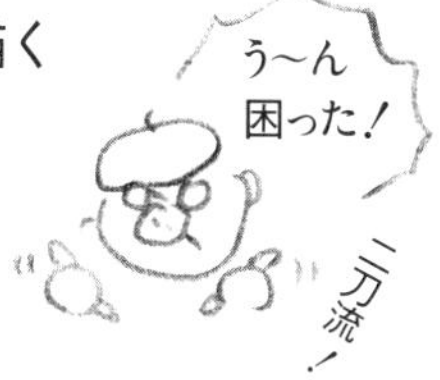

☆セラピー1

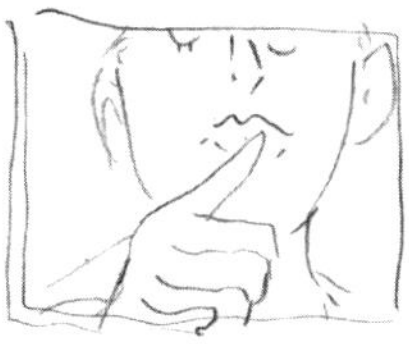

Sample Photo

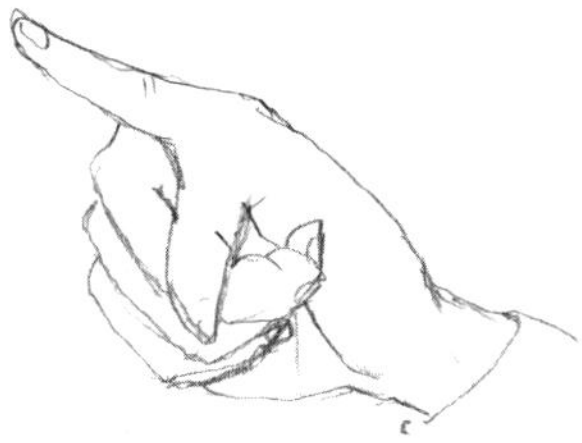

写真に写った
モデルから見た図を
想像して描いてみよう！

自分をモデルの位置に
おきかえてみる。

うっかり1本多く描いてしまいました

☆セラピー2

Let's デッサン人形に 指 をつけて描いてみよう！

START!!
※まずは
後ろから見て
描いてみることに…

後ろから

①いきなり！
左右の腕が
逆に！！

よく見比べて！

②左手（1度目）
親指の位置が
反転してマス

元ネタ

背中

③左手描き直し
（2度目）
はOK！

④右手は
大丈夫？
合ってる
正解！

⑤左手
3度目に挑戦！

またも
反転！

⑥同じポーズで
見る位置を変えて
想像してみることに

⑦はじめに描いた
(back)後ろから
見た図を元に
前から見た姿を想像する！

左手親指の
位置が
やっぱり
反転

⑧カメラアングル
切り替え

胸

⑨またしても
左右の腕そのものが
逆になっていることが判明！

⑩2回反転して

⑪結局ふりだしに
戻る！

GOAL!!
長い旅でした…

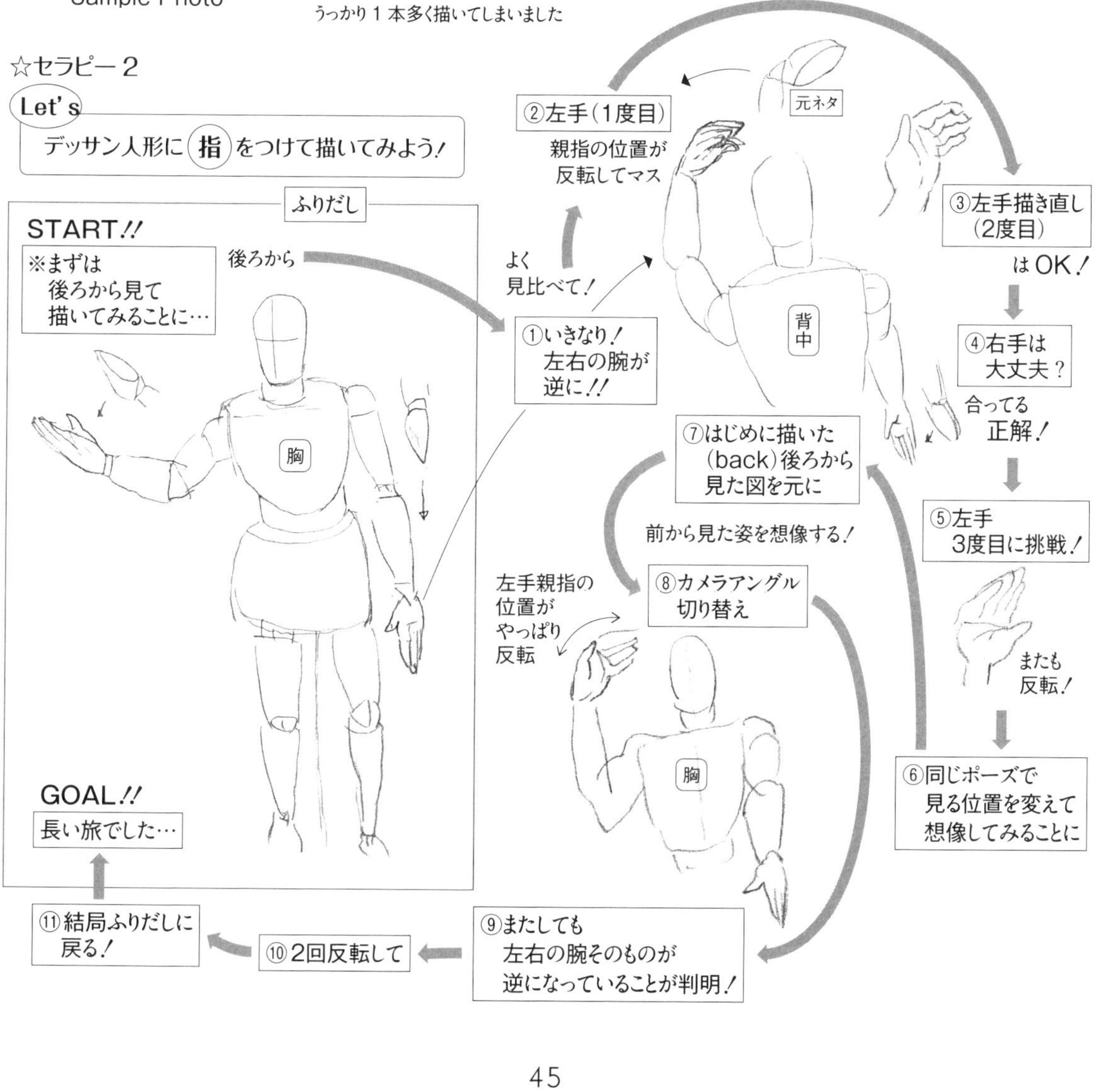

⑫最後の挑戦！
また反転…

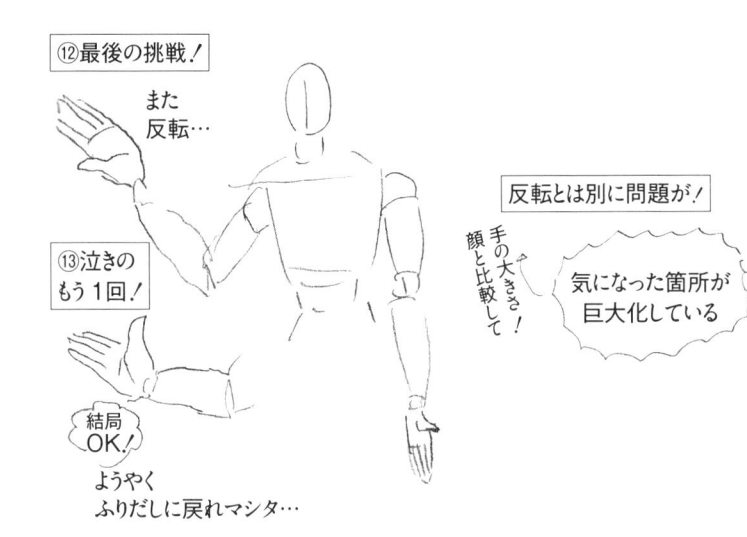

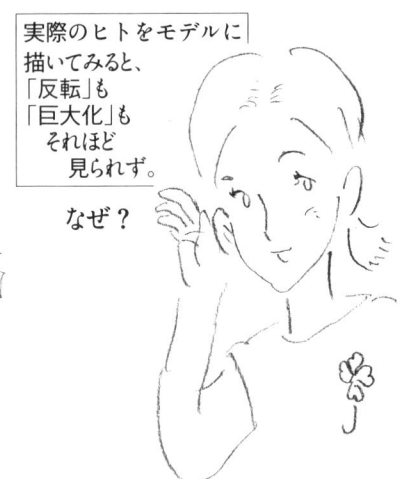

⑬泣きのもう1回！

結局OK！
ようやくふりだしに戻れマシタ…

反転とは別に問題が！
手の大きさ！顔と比較して
気になった箇所が巨大化している

実際のヒトをモデルに描いてみると、「反転」も「巨大化」もそれほど見られず。
なぜ？

[第37回] 2月18日、火曜日

少し早く到着してしまいましたのデ…
センセイを待つ間（渡された）プレートを使って自習をば、

おなじみの色々材質プレート
ザラザラ　デコボコ etc

おもむろに…　質感の似通った3枚を選んで明らかに質感の違う1枚を探す！

スベスベ ＋ ランダムなザラザラ

ア！アレだな　右手はやっぱり分かる　左手はぜんぜん分からない　アレ…？

つまり　左手は巧緻性が低いからより多く注意が必要　なので　感覚弁別が下がるのでは？　と安易に考えてみる。

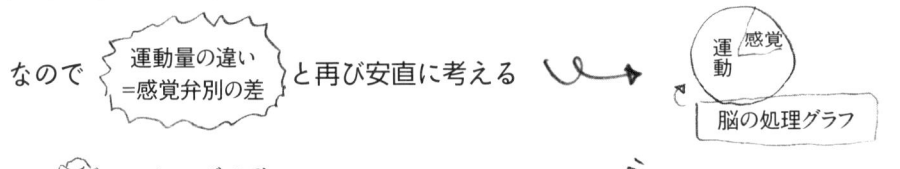

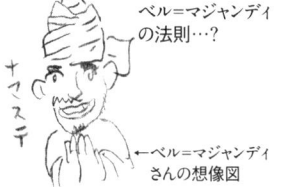

なので　運動量の違い＝感覚弁別の差　と再び安直に考える

運動　感覚
脳の処理グラフ

ベル＝マジャンディの法則…？
ナマステ
←ベル＝マジャンディさんの想像図

しかしセンセイは

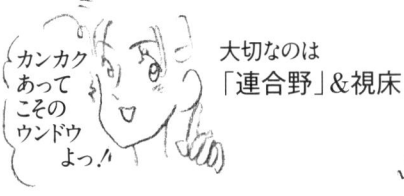

カンカクあってこそのウンドウよっ！

大切なのは「連合野」＆視床

なめんなよ

なので　運動に注意を割いたからと言って感覚の閾値が下がることは無さそう…。
つまりは
エラー　の原因は他にある！
　　　というコト…　何でだろう〜？

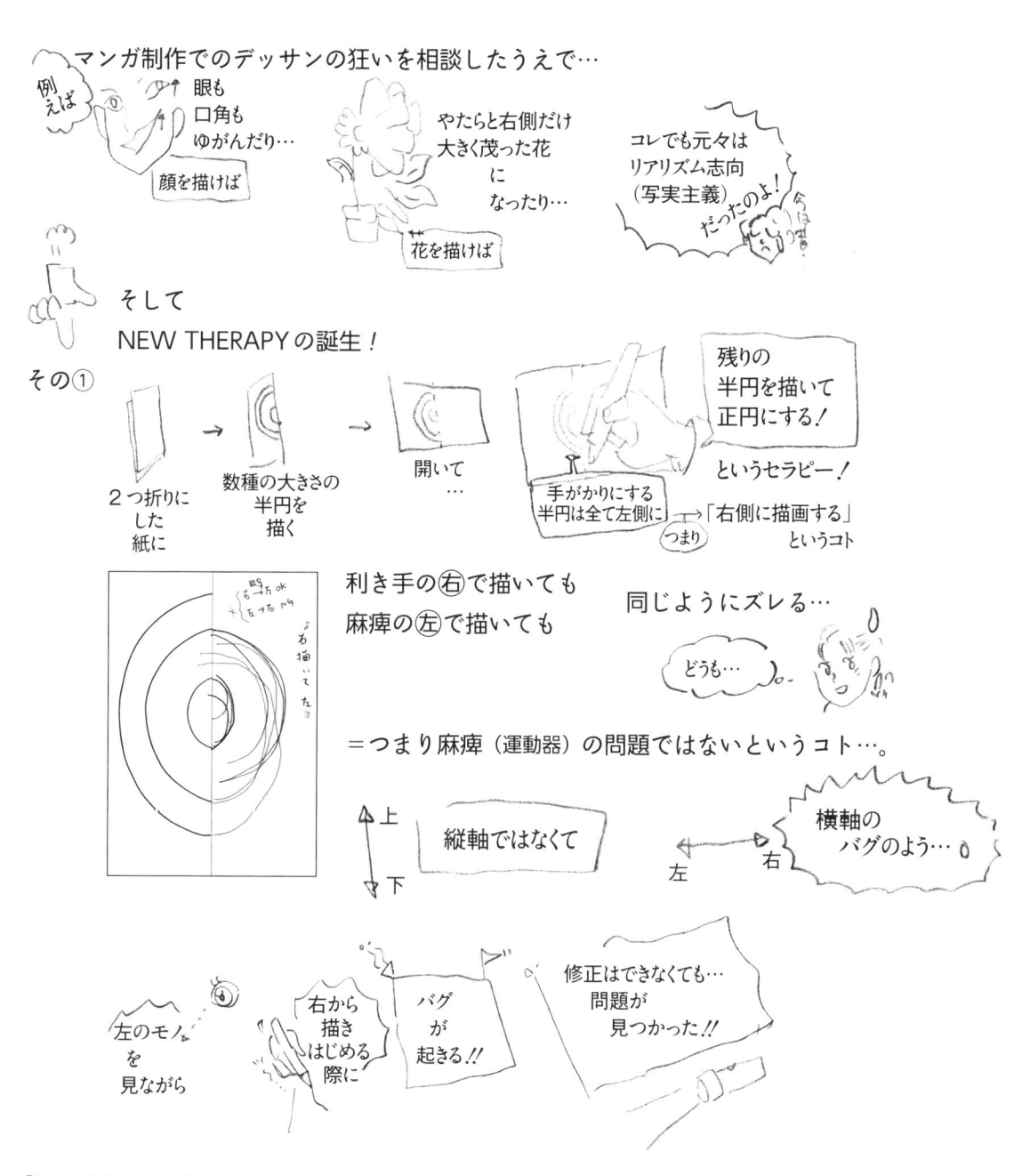

例えば 眼も口角もゆがんだり… 顔を描けば

やたらと右側だけ大きく茂った花になったり… 花を描けば

コレでも元々はリアリズム志向（写実主義）だったのよ！

そして NEW THERAPY の誕生！

その①
２つ折りにした紙に → 数種の大きさの半円を描く → 開いて… → 残りの半円を描いて正円にする！ というセラピー！

手がかりにする半円は全て左側に （つまり）「右側に描画する」というコト

利き手の右で描いても 麻痺の左で描いても 同じようにズレる… どうも…

＝つまり麻痺（運動器）の問題ではないというコト…。

↑上↓下 縦軸ではなくて ←左 右→ 横軸のバグのよう…

左のモノを見ながら 右から描きはじめる際に バグが起きる!! 修正はできなくても…問題が見つかった!!

[2月18日のシメ]
問題を駆除するのではなくて、今、どうしたら？ベストかを考える。未来思考！
気づかなかった自分のクセに気づく!!
ずっと　左側から描き始めて ⇒ 右側を足す描画をしていたコトに気づく
　　⇒ なので、それをあえて…
　　　　「右側から描き始めて ⇒ 左へ移行する」へ変更。
⇒ 逆にすることで思考と行動のクセから脱する！（可塑）
　元々、器用な（画風も）タチだったので、描く順序を替えても大して違和感もない様子…。
　というわけで、「㊨描いて㊧」音頭を高らかに歌うコトに。

ほぼ同時に描いた2つの絵です

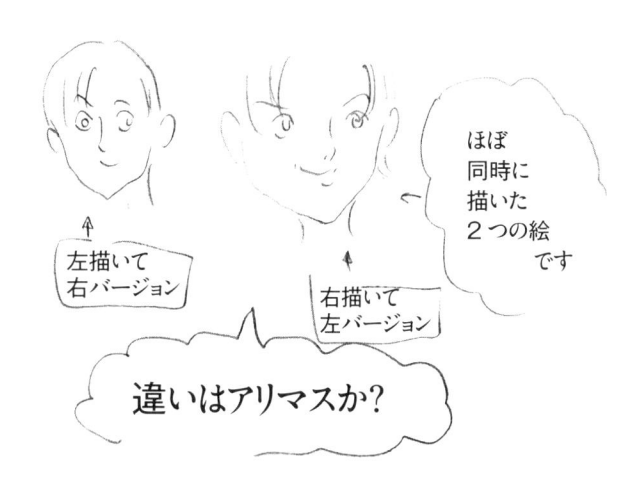

↑左描いて右バージョン

右描いて左バージョン

違いはアリマスか？

[2月18日のセラピー、その他]
方眼状ボードを使って、視覚認知と運動結果の差異を検証！

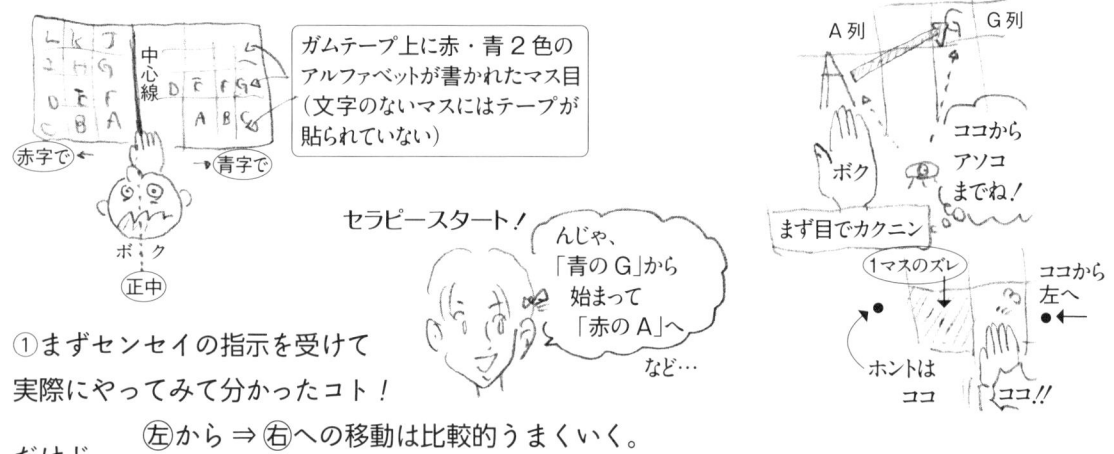

ガムテープ上に赤・青2色のアルファベットが書かれたマス目（文字のないマスにはテープが貼られていない）

中心線
赤字で　青字で
ボク　正中

セラピースタート！

んじゃ、「青のG」から始まって「赤のA」へ　など…

A列　G列
ボク
まず目でカクニン
1マスのズレ
ココからアソコまでね！
ホントはココ　ココ！！
ココから左へ

① まずセンセイの指示を受けて実際にやってみて分かったコト！

だけど…　左 ⇒ 右 への移動は比較的うまくいく。
　　　　　右 ⇒ 左 への移動となると、なぜか決まって1マス足りない…。

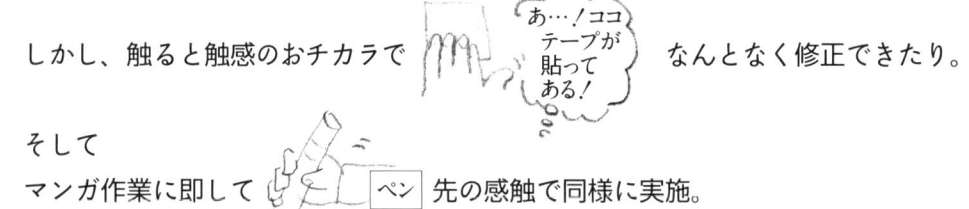

しかし、触ると触感のおチカラで　あ…！ココテープが貼ってある！　なんとなく修正できたり。

そして
マンガ作業に即して　ペン 先の感触で同様に実施。
結果
直接的な触感の入力がないので修正はできずとも、ほぼ同じ傾向が…
　＊左から右へは結構アタる！
　＊右から左だと、やっぱり1マスぐらい足りない。

「半円描き足し」も「マス目移動」も、どうやら、左右のカンケイのアンバランスがありそう…。

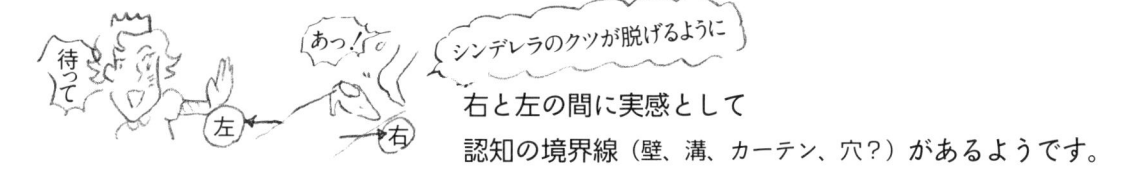

待って　あっ！
左　右

シンデレラのクツが脱げるように
右と左の間に実感として
認知の境界線（壁、溝、カーテン、穴？）があるようです。

でもその正体が分からない…！

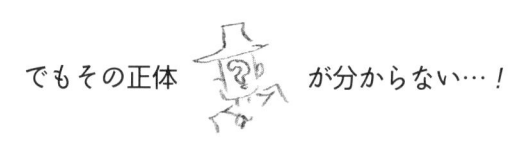

ただし「右描いて左」のごとく、「モンダイの発見」＆「とりあえずの対応」は見つかった！
なので（繰り返しになりマスが）描き順のクセを修正してみるコトから始めよう！Let's begin！
「右描いて左音頭」を高らかに！

ちなみにコレは
線の引き方を右から始めて→左に向かう
にしてみましたが、
これはツラそうでした。
なので、線の引き順はさておいて、
描画は
右完成から左完成
という順で

次回が楽しみですね。

Holly Brain
脳の神秘

右から → 左へ

[第38回] 3月11日、火曜日

[家族カンファなどにより]
前回のセラピーで、もろもろ不明確になりがちな「自宅業務（マンガ執筆）」をきちんと仕事として位置づけるために「1日のタイムライン」を作っては？という流れへ。⇒ それを受けて…

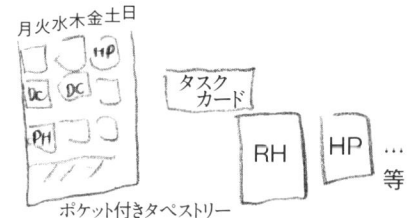

薬の小分け用「ポケット付きタペストリー」を利用して…

を使って1日＆1週間の時間割を毎週作成し、「1週間のうちで、このタスクが一体どれぐらいの量あるのか？」と視覚的にも客観視できるようにする。

[ストレスへの対応] 抵抗感のあるタスクを全体の中で量として理解する。⇒「イヤだと思ってた時間って1週間でたったこれだけの時間なんだ…等」

[ポジティブへの貢献]「執筆」等の人生プランのための大切な時間を…「時間がない〜」から「1週間のうちでこんなに執筆ができるんだ！」へ変換。という流れでセンセイのアドバイスと承認を受けて実施することに。

[one point] カテゴリ分けの難しい時間帯（創作のために「ボ〜っとする」等々）をどう呼べばいいか分からず、「OFF」や「休憩」と書いてみたが、逆に「休まなければいけない時間」というプレッシャーや、「働きもせずに休んでいていいのか？」などの罪悪感が生じることに…
そこでセンセイのみごとな一言

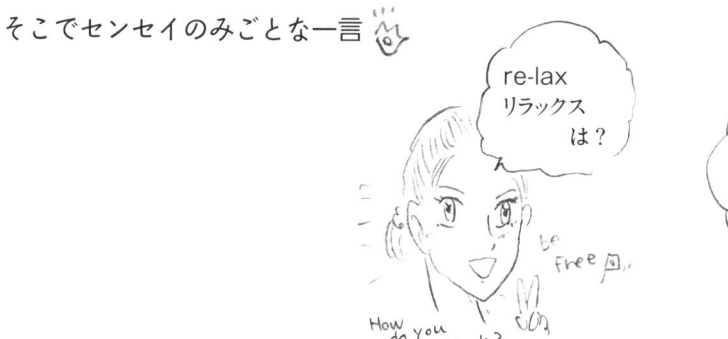

re-lax
リラックス
は？

be free
How do you think?

おかげさまで
ポジティブかつ
アクティブな
時間の誕生
＝
「自分のために
必要な
時間」

[第39回] 3月25日、火曜日

いよいよ見えてきたgraduation。
今日も基本はTalkで。
「認知」の卒業式は、ついに4月22日（先勝）に決まり‼
突然ですが「喪失」について

元々…　（一人でできるモン‼）　フツーの大人としてフツーに何でもこなしていたのが、ある日突然できなくなったという中途障害者なので。他人様から「失ったモノ」を指摘されるのは心無く…心痛いモノなのですが、周囲で健康を謳歌している方は「まちがい探し」をすることが治療であるという誤認識が多々ありマス。そして、それは「自分はできる」という認識の裏返しの行為でもあったりします。
しかし、立場が違う者同士が　（スナックのママや）…（ラーメン屋）…（坊さんや）　それぞれの立場をリアルに共有するコトは不可能です

なので、「理解」という偽善を求めるよりも　まずは　みんなそれぞれ　という　違い！　を分かって欲しいのです。
脳が欠けた人間には、脳が欠けたナリの生き方があるのです。
それを、ひとつの物差しで測ることはviolenceだったりします。
もっと繊細に、小さな人で、小さな目で、小さな物を見ることができるようになってほしいなあ、と思うこと多々でした。
基本的に「健康な方々」は、医療者ですらたいていの疾患は「未経験」です。経験していないコトをさも知っているかのように語っているだけです。「医療」というエビデンス様を拝みながら。なので「先を行くケイケンシャ」として、もう少し大きな目でそんな他者の立場を理解しながら「障害」と生きるコトも大切かもしれません。いつかは誰もが経験するコトなんですから。
まずは…昔はできた、などの経験記憶に基づく自己比較から脱却しなければいけません。
「疾患」のない方は全てのベクトルが「成長」に向いているので過去の自分と比較しても、それは「絶望」ではなく「希望」であることが多いでしょう。輝く未来が見えるのですから。

Future 未来　　　　　　　　　　　過去

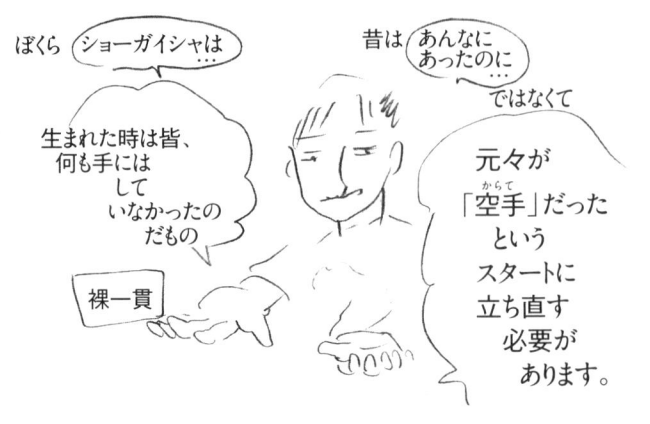

ぼくら（ショーガイシャは…）　昔は（あんなにあったのに）ではなくて
生まれた時は皆、何も手にはしていなかったのだもの
裸一貫
元々が「空手（からて）」だったというスタートに立ち直す必要があります。

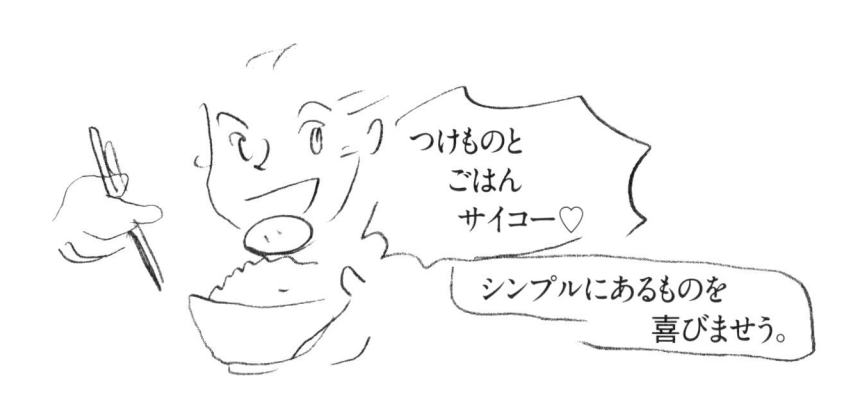

FINE

[著者プロフィール]

まんがくん

1970年（昭和45年）、福岡県生まれ。
本名、藤田貴史（ふじた たかふみ）。
2002年、第13回「MANGA OPEN（講談社『モーニング』漫画新人賞）」において、自作「ミーマフ」が一次選考通過作品となったことから、漫画家生活が始まる。2004年～「桜だ！ハリー」、2012年～「どんこちゃん」等。
漫画連載の一方で医療福祉職に従事するも、2007年、脳動脈瘤破裂により立場が逆転。被治療者となる。
現在は、神奈川大学在学時より住み慣れた横浜で、自身の経験と特性をフル稼働させ、年齢、性別、障害のあるなしにかかわらず楽しく生きられる社会をライフワークとし、障害と共存する漫画家として活動中。
趣味は、ブルースギターと残り物創作パスタ。

リハビリテーション・レポート
「認知運動療法」日記
ボクは日々、変容する身体

2016年3月31日　第1刷発行©

著　者　藤田貴史©
発行者　中村三夫
発行所　株式会社 協同医書出版社
　　　　〒113-0033　東京都文京区本郷3-21-10
　　　　電話 03-3818-2361　ファックス 03-3818-2368
　　　　郵便振替 00160-1-148631
　　　　http://www.kyodo-isho.co.jp/
印　刷　横山印刷株式会社
製　本　有限会社永瀬製本所
　　　　定価はカバーに表示してあります
　　　　ISBN978-4-7639-4011-7

JCOPY 〈(社)出版者著作権管理機構 委託出版物〉
本書の無断複写は著作権法上での例外を除き禁じられています。複写される場合は，そのつど事前に，(社)出版者著作権管理機構（電話 03-3513-6969，FAX 03-3513-6979，e-mail: info@jcopy.or.jp）の許諾を得てください。
本書を無断で複製する行為（コピー，スキャン，デジタルデータ化など）は，「私的使用のための複製」など著作権法上の限られた例外を除き禁じられています．大学，病院，企業などにおいて，業務上使用する目的（診療，研究活動を含む）で上記の行為を行うことは，その使用範囲が内部的であっても，私的使用には該当せず，違法です．また私的使用に該当する場合であっても，代行業者等の第三者に依頼して上記の行為を行うことは違法となります．